Helga Rohra

Aus dem Schatten treten

Warum ich mich für unsere Rechte
als Demenzbetroffene einsetze

Mit einem Nachwort von
Dr. Elisabeth Stechl und Prof. Dr. Hans Förstl

Schreibassistenz: Falko Piest

Mabuse-Verlag
Frankfurt am Main

Bibliografische Information der Deutschen Nationalbibliothek

Die Deutsche Nationalbibliothek verzeichnet diese Publikation in der Deutschen Nationalbibliografie; detaillierte bibliografische Angaben sind im Internet unter http://dnb.d-nb.de abrufbar.

Informationen zu unserem gesamten Programm, unseren AutorInnen und zum Verlag finden Sie unter: www.mabuse-verlag.de.

Wenn Sie unseren Newsletter zu aktuellen Neuerscheinungen und anderen Neuigkeiten abonnieren möchten, schicken Sie einfach eine E-Mail mit dem Vermerk „Newsletter" an: online@mabuse-verlag.de.

© 2011 Mabuse-Verlag GmbH
Kasseler Str. 1 a
60486 Frankfurt am Main
Tel.:   069–70 79 96–13
Fax: 069–70 41 52
verlag@mabuse-verlag.de
www.mabuse-verlag.de

Lektorat: Palma Müller-Scherf, Berlin
Satz: Björn Bordon/MetaLexis, Niedernhausen
Umschlaggestaltung: Caro Druck GmbH, Frankfurt am Main
Umschlagfoto: © www.sammyhart.com

Druck: fgb • freiburger graphische betriebe, Freiburg i. Br.
ISBN: 978-3-940529-86-2
Printed in Germany
Alle Rechte vorbehalten

Ich widme dieses Buch allen Betroffenen und deren Angehörigen

Inhaltsverzeichnis

1. Einleitung — 9
2. Vor den ersten Symptomen — 13
3. Sommer 2008: Etwas stimmt nicht mit mir — 16
4. Der erste Arztbesuch – „Gehen Sie spazieren" — 23
5. Warum bleibt eine Demenz bei Frühbetroffenen lange unerkannt? — 28
6. Frühjahr 2009: Uniklinik – Warten, hoffen — 33
7. Die Diagnose – Ich habe das Gefühl, ich falle — 37
8. Was ist eine Lewy-Body-Demenz und wie sieht ihr Verlauf bei mir aus? — 41
9. Sommer 2009: Ganz unten – und erste Hilfe bei der Alzheimer Gesellschaft — 47
10. Der Kampf gegen die Ämter — 53
11. Der Termin beim Gutachter — 56
12. Herbst und Winter 2009: Helen Merlin, „Ich spreche für mich selbst" — 62
13. Scham oder die Schwierigkeit, offen mit den Symptomen umzugehen — 65
14. Januar 2010: Stimmig! – Ich trete aus dem Schatten — 67
15. März 2010: Thessaloniki – Auf eigene Faust — 71
16. Mein Alltag und wie ich ihn bewältige — 78

17.	16. März 2010: Wahl in den Vorstand der Alzheimer Gesellschaft München	81
18.	Die Medien	85
19.	Rednerin auf einem Demenzkongress – Warum mich manche Gesprächspartner für gesund erklären	89
20.	Juli 2010: Auf dem Golfplatz	95
21.	Warum der Vergleich von Demenzbetroffenen mit Kindern schief ist	99
22.	Dinge, die ich mir von Gesunden im Umgang mit Menschen mit Demenz wünsche	101
23.	Unscheinbare Hürden im Alltag	104
24.	Kongresse – Vorträge – Veranstaltungen	106
25.	Sichtbarkeit und „Demenz-Ausweis"	111
26.	Meine liebsten Grübeleien	117
Danksagung		120
Nachwort von Dr. Elisabeth Stechl und Prof. Dr. Hans Förstl		121
Wichtige Adressen		123
Bücher und DVDs – Einige Empfehlungen		128

1. Einleitung

Mein Name ist Helga Rohra. Ich bin 58 Jahre alt, Simultandolmetscherin, alleinerziehende Mutter und lebe seit über drei Jahren mit der Diagnose Demenz. Ich möchte Ihnen hier erzählen, wie diese Diagnose mein altes Leben über den Haufen warf, welchen Herausforderungen ich mich seitdem stellen muss und wie es mir gelungen ist, meinem Leben einen neuen Sinn zu geben.

Aber keine Angst, meine Erzählung ist weder eine Horrorgeschichte über den „langen Weg ins Vergessen" noch eine Schilderung der Mühsale, die eine Demenz mit sich bringt – ganz im Gegenteil.

Wenn Sie selbst mit einer Demenz leben oder Symptome an sich bemerken, die auf eine Demenz hinweisen können, möchte ich Ihnen Folgendes zeigen: Eine Demenz ist nicht das Ende! Auch mit einer Demenz können Sie ein erfülltes Leben haben, wenn Sie sich mit der Behinderung arrangieren. Ich will nichts beschönigen. Eine Demenz ist kein Kinderspiel und fordert Sie jeden Tag aufs Neue heraus. Aber man kann damit leben. Glauben Sie mir.

Wenn Sie ein Angehöriger sind oder in Beruf und Ehrenamt mit Menschen mit Demenz arbeiten, möchte ich Sie einladen zuzuhören. Vielleicht kann Ihnen die Lektüre dieses Buches helfen, das Erleben und die Bedürfnisse von Menschen mit einer beginnenden Demenz besser zu verstehen. Aber seien sie gewarnt! In manchen meiner Geschichten über meine Erlebnisse erhalten die Unterstützer von uns Betroffenen einen milden Tadel. Missverstehen Sie das nicht als Angriff, sondern versuchen Sie die konstruktive Kritik anzunehmen.

In diesem Buch spreche ich in allererster Linie für mich selbst und berichte von meinen Erlebnissen als Aktivistin. Andere Betroffenen haben andere Erfahrungen gemacht und bewerten diese auf ihre Weise. Meine Beobachtungen erheben keinerlei Anspruch auf Allgemeingültigkeit, wenngleich ich mir einige Verallgemeinerungen

Einleitung

nicht verkneifen konnte. Es ist mir ein wichtiges Anliegen, auf die spezielle Lebenssituation von jüngeren Menschen mit einer beginnenden Demenz aufmerksam zu machen, weil sich die Bedürfnisse von uns sogenannten Frühbetroffenen nicht unerheblich von denen älterer Menschen mit Demenz unterscheiden. Worüber aber meiner Meinung nach viel zu wenig gesprochen wird.

Mir wird häufig die Frage gestellt, wie sich mein Leben durch die Demenz verändert hat, und jedes Mal fällt mir die Antwort schwer, denn ich muss ja das Heute mit dem Damals vergleichen, mich beispielsweise daran erinnern, was mir damals wichtig war, und überlegen, ob es das heute auch noch ist. Erinnerungen sind aber eine trügerische Angelegenheit und das nicht nur bei Menschen mit Demenz. Auch ein gesunder Mensch muss sich ehrlicherweise fragen, ob seine Erinnerungen der Wahrheit entsprechen. Auch gesunde Menschen schönen bewusst oder unbewusst ihre Erfolge und verdrängen ihre Niederlagen. Jedes Mal, wenn wir eine Geschichte erzählen, weicht die Erzählung ein bisschen von der vorherigen Version ab, weil eine Geschichte aus der Vergangenheit immer im Licht und vor dem Hintergrund der Gegenwart erzählt wird. So unterliegen auch „gesunde" Erinnerungen einem gewissen Wandel. Durch die Demenz wird das Erinnern schwieriger. Die Vergangenheit ist für mich nicht mehr der feste Fels, auf dem das Heute baut. Die Erinnerungen gleichen manchmal eher einem trügerischen Moor, das hier fest und sicher ist, dort aber schwankend und unbeständig, das Dinge verschluckt und sie aber auch unerwartet wieder frei gibt. Die Antwort auf die Frage, welche Veränderungen die Demenz in mein Leben gebracht hat, ist daher immer eine aktuelle – nämlich so, wie ich mich gerade erinnere. Auch aus diesem Grund habe ich das Bedürfnis, Ihnen zu erklären, wie es zu diesem Buch kam.

Am liebsten würde ich Ihnen jetzt erzählen, dass Herausgeber und Verlag mir das Buchprojekt angeboten haben, woraufhin ich mit Begeisterung zustimmte, mich an den Schreibtisch setzte

Einleitung

und mit Feuereifer begann zu schreiben. So einfach war es aber leider nicht. Es stimmt schon, ich wurde gefragt, ob ich nicht über meine Erlebnisse als Demenzbetroffene berichten wolle, aber einfach loslegen und schreiben konnte ich nicht. So leicht es mir fällt, zu erzählen und über meine Erlebnisse zu sprechen, so schwer fällt mir das Schreiben von langen Texten, besonders wenn sie von meinen Erfahrungen handeln. Diese Fähigkeit hat mir die Demenz genommen. Durch sie ist das Heraufbeschwören von Erinnerungen so anstrengend geworden, dass ich sie anschließend nicht mehr aufzuschreiben vermag. Wie also sollte aus meinem gesprochenen Wort und meinen kurzen Notizen der Text werden, den Sie heute als Buch in den Händen halten? Die einfachste Lösung wäre ein Ghostwriter gewesen, der wie bei so mancher Autobiografie das Schreiben übernimmt, als Person aber im Verborgenen bleibt. Ein solches Vorgehen kam jedoch weder für mich noch für den Herausgeber oder den Verlag in Frage. Es sollte erst gar nicht der Eindruck entstehen, ich hätte das Buch von Anfang bis Ende allein geschrieben.

Mein Partner bei diesem Buch ist Falko Piest. Er selbst würde seine Funktion als Schreibassistenz bezeichnen. Eine Rolle, die er schon einmal übernommen hat, bei einem anderen Buchprojekt, zu dem ich auch beigetragen habe. 2009 haben wir uns kennengelernt und gemeinsam mein Kapitel in *Ich spreche für mich selbst: Menschen mit Demenz melden sich zu Wort* verfasst, das noch unter meinem Pseudonym Helen Merlin erschienen ist. Seit dieser Zeit haben wir als eingespieltes Team zusammen mehrere Artikel geschrieben und sind immer wieder auf Veranstaltungen aufgetreten. Falko Piest beschäftigt sich schon von Berufswegen intensiv mit der Betroffenenperspektive. Als wissenschaftlicher Mitarbeiter der *Demenz Support Stuttgart GmbH* widmet er sich ganz der Teilhabe und Selbstartikulation von Menschen mit Demenz.

Für das jetzige Buch hat Falko mir viele Stunden lang zugehört, nachgefragt und mit mir diskutiert. Aus den Tonaufzeichnungen,

Einleitung

die wir von unseren Gesprächen machten, ist in Verbindung mit meinen eigenen Notizen und Kalendereinträgen letztlich dieser Text entstanden, nicht am Stück und auch nicht fortlaufend chronologisch, sondern kapitelweise. Immer wenn eine Episode geschrieben war, hat er mir den Text geschickt, so dass ich ihn kommentieren und Änderungswünsche einbringen konnte. Nach und nach ist daraus ein komplettes Buch geworden.

2. Vor den ersten Symptomen

Ich wurde am 19. März 1953 als Helga Anneliese Schuller in Siebenbürgen, Rumänien, geboren, bin dort aufgewachsen und zur Schule gegangen. Als Angehörige der deutschen Minderheit emigrierte ich 1972 zusammen mit meinen Eltern und meinen zwei Brüdern nach Deutschland, wo wir zunächst in einem Auffanglager bei Nürnberg untergebracht waren. Wir sind dann recht schnell nach München zur Schwester meiner Mutter gezogen. Eine meiner ersten Erinnerungen an München sind die Olympischen Spiele 1972, die damals die ganze Stadt in ihren Bann zogen. Das kosmopolitische Flair, die Freiheit und die scheinbar unbegrenzten Möglichkeiten übertrafen alles, was ich in Rumänien erlebt hatte. Für mich war klar, dass ich so schnell wie möglich unabhängig sein und auf eigenen Beinen stehen wollte, schon um der Enge in der Wohnung meiner Tante zu entfliehen. Am liebsten hätte ich Medizin studiert, allerdings wurde mein rumänisches Schulabschlusszeugnis nicht als dem deutschen Abitur gleichwertig anerkannt und so suchte ich mir eine Alternative. Da mich Fremdsprachen schon seit meiner Kindheit fasziniert haben – ich bin ja auch zweisprachig aufgewachsen–, entschied ich mich für eine Ausbildung zur Dolmetscherin. Bei der ersten Gelegenheit schrieb ich mich am Sprachen- und Dolmetscherinstitut München ein, das meinen rumänischen Abschluss akzeptierte. Ich belegte Englisch mit dem Schwerpunkt Naturwissenschaften als Hauptfach und in den Nebenfächern Französisch und Italienisch. Was mir noch fehlte, war eine eigene Wohnung. In den Studentenwohnheimen war kein Zimmer zu bekommen, aber über eine Anzeige in der Zeitung fand ich eine Stelle als Au-pair in einer Industriellenfamilie. Somit hatte ich Kost und Logis frei und bekam obendrein ein mehr als großzügiges Gehalt, sogar der Führerschein wurde mir bezahlt.

In direktem Anschluss an das Staatsexamen fand ich eine Anstellung als Lehrkraft in einer Schule für Fremdsprachenkorrespondenten in Waldkraiburg, dem Wohnort meiner Eltern. Einerseits war es eine schöne Herausforderung für eine frischgebackene Absolventin und so sehr ich die Lehrtätigkeit auch mochte, sprachlich fühlte ich mich eher unterfordert und ich begann deshalb nebenberuflich für Firmen zu dolmetschen.

Nach einer kurzen und glücklosen Ehe ließ ich mich von meinem ersten Mann scheiden, was in den 1970er Jahren in der bayerischen Provinz geradezu ein Skandal war. Um mich nicht ständig für meine Scheidung rechtfertigen zu müssen, verließ ich Waldkraiburg und zog wieder nach München. Dort begann ich, mich als freiberufliche Dolmetscherin zu etablieren. Bei einem meiner Aufträge, einer Besichtigungstour in einer Münchner Brauerei, lernte ich meinen zweiten Mann Volker Rohra kennen, der damals als Lehrer tätig war.

Leider zerbrach unsere Ehe, als unser Sohn Jens in die zweite Klasse kam und ich verließ mit ihm das gemeinsame Haus. Wir zogen in eine kleine Wohnung am Stadtrand von München, in der wir heute noch wohnen. Für Jens war das eine schwierige Umstellung. Ein paar Monate zuvor war bei ihm das Asperger-Syndrom, eine milde Form von Autismus, diagnostiziert worden, wodurch er in besonderem Maße auf Verlässlichkeit und ein stabiles Umfeld angewiesen ist. Für mich begann eine Zeit des genauen Planens und Organisierens. Da ich von meinem Exmann nicht finanziell abhängig sein und meine Brötchen selbst verdienen wollte, musste ich meine Dolmetscheraufträge sehr genau mit den Schulzeiten meines Sohnes koordinieren. Manchmal nahm ich ihn einfach mit, was ihm gefiel und meine Auftraggeber meist nicht störte.

Obwohl unser Alltag sehr strukturiert war und mein Arbeitstag häufig um sechs Uhr begann und bis in den späten Abend dauerte, führte ich ein glückliches Leben. Die Tage waren erfüllt von Aktivitäten, minutiös geplante Termine und Aufgaben hielten mich auf Trab. Sprachen waren mein Leben und ich konnte mir nichts Schöneres vorstellen, als freiberuflich zu arbeiten. Jeder Tag brachte neue Herausforderungen und ich freute mich, wenn ich mein

Bestes geben konnte. Wenn ich nicht als Dolmetscherin gearbeitet habe, unterrichtete ich Studenten und Nachhilfeschüler. Je nach Auftragslage übersetzte ich mal aus dem Englischen, Französischen oder Rumänischen. Wie andere Dolmetscher hatte auch ich mich spezialisiert. Mein Schwerpunkt lag auf der Medizin und der medizinischen Forschung, weil mich in diesem Bereich die Inhalte sehr interessierten. So nahm ich gern und oft an medizinischen Fortbildungen teil. Besonders das menschliche Gehirn mit seiner ungeheuren Leistungs- und Anpassungsfähigkeit faszinierte mich. Es ist schon eine Ironie des Schicksals, dass einmal auch eine gründliche Schulung zur Betreuungskraft für Menschen mit Demenz auf meinem Fortbildungsprogramm stand.

Besonders viel Freude bereitete mir die Arbeit mit den jungen Leuten, die ich unterrichtete. Ich ließ mich gern auf die Schüler ein, versuchte, ihre Stärken zu erkennen, und sie entsprechend zu fördern. Offensichtlich waren die Schüler mit mir zufrieden, denn allein die Mund-zu-Mund-Werbung reichte aus, dass ich immer gut zu tun hatte.

Es war mir immer wichtig, mit Menschen in Kontakt zu sein, ich war auf Harmonie bedacht, schöpfte meine innere Kraft aus der Achtung der Anderen, aus deren Lob und aus meinem Glauben. Ich weiß nicht, ob ich ein religiöser Mensch bin, zumindest gehe ich nicht regelmäßig in den Gottesdienst. Gleichwohl schöpfe ich seit jeher Kraft und innere Stärke aus Gebeten und Meditation. Es liegt mir fern zu missionieren und andere von meinen Einstellungen überzeugen zu wollen. Ich muss den Glauben an Gott aber erwähnen, weil er eine wichtige Kraftquelle in meinem Leben war und ist. Ich bin auch davon überzeugt, dass ich ohne diese Kraftquelle heute nicht in der Lage wäre, von meinen Erlebnissen zu berichten.

Wenn ich über all das schreibe, wird mir bewusst, wie anders mein Leben heute ist. War ich es, die dieses Leben hatte? Und ich spüre eine unendliche Wehmut, aber zugleich auch Stolz.

Ich bin trotzdem ich geblieben, mit und ohne Demenz!

3. Sommer 2008: Etwas stimmt nicht mit mir

Es hat eine Weile gedauert, bis mir auffiel, dass mit mir etwas nicht stimmte. Es war auch nicht an etwas Konkretem festzumachen, vielmehr war es die Summe vieler kleiner Merkwürdigkeiten, die mich irgendwann aufmerken ließ.

An manchen Tagen überforderte mich mein durchstrukturierter Tag, es fiel mir schwer, mich zu konzentrieren und systematisch zu arbeiten. Zunächst dachte ich, es sei Erschöpfung, die ich mir mit der Arbeitsbelastung in meinem Multitasking-Job erklärte. Das allein war noch nicht besorgniserregend. Dann bemerkte ich immer häufiger, dass mir beim Übersetzen von einer Fremdsprache in eine andere bestimmte Vokabeln nicht mehr spontan einfallen wollten. Eine ungewohnte Situation für mich, da ich hier normalerweise sehr schnell sein konnte. Es war frustrierend für mich, Einschränkungen in einer Fähigkeit zu erleben, wegen der ich als Dolmetscherin gebucht wurde.

Der letzte Auftrag, an den ich mich noch gut erinnern kann, war eine internationale Medizinkonferenz Anfang 2008 zum Thema Multiple Sklerose. Während der Veranstaltung war alles glatt gelaufen, der Auftraggeber war zufrieden. Ungefähr eine Woche nach der Konferenz bot mir der Veranstalter einen Folgeauftrag an. Es sollten noch Skripte von Fachbeiträgen übersetzt werden. Gerne hätte ich den Auftrag angenommen, aber ich war wie vor den Kopf gestoßen. Mir wollte nicht einfallen, was ich bei dieser Konferenz übersetzt hatte. Alles war wie weggewischt, dabei hatte ich mich tagelang in das Vokabular eingearbeitet. „Es kann doch nicht sein, dass du dich an nichts mehr erinnerst", sagte ich mir, aber es half nichts. Unter dem Vorwand, ich hätte keine freien Kapazitäten, empfahl ich eine Kollegin. Aus Scham und aus Furcht vor Regressansprüchen konnte ich nicht die Wahrheit sagen. Schließlich hätte sich der Veranstalter auf den Standpunkt stellen können: „Wenn sie sich nicht mal mehr an die Inhalte der Konferenz erinnert – wer weiß, was die Rohra da übersetzt hat?"

Immer häufiger kamen andere Symptome hinzu. Beispielsweise fing ich mitten im Satz an, Wörter zu verdrehen. „Schau, da kommt der Hausmeister", wollte ich sagen – aber ich sagte: „Schau, die Haussocke." Ich konnte bestimmte Gegenstände nicht mehr benennen – wie heißt noch mal das Ding, aus dem das Salz herauskommt? „Oh Gott", dachte ich mir, „das kann ja lustig werden, wenn solche Versprecher am falschen Ort passieren!" Anfangs lachten mein Sohn und ich noch darüber und wir begangen „diese Perlen" aufzuschreiben.

Einerseits nahm ich es mit Humor und schob es auf die Müdigkeit. Andererseits war es für mich eine völlig neue, beängstigende Situation. Meine Freunde, Menschen, die mich gut und schon Jahre kannten, sagten, ich spräche plötzlich sehr umständlich, meinten aber auch: „Irgendwie gehört es zu dir, weil du immer gerne auf Umwegen sprichst." Wenn ich im Gespräch mit ihnen bestimmte Zusammenhänge nicht gleich verstand oder wenn ich auf eine Frage etwas Unzusammenhängendes antwortete, hörte ich aber auch mal ein: „So blöd kann doch niemand sein!" Nur mein Sohn klopfte mir dann auf die Schulter und sagte: „Du packst das schon, du brauchst mehr Ruhe."

Ohne Aufträge blieb ich immer häufiger und länger zuhause. Wenn Jens unterwegs war, in der Schule oder beim Sport, kam eine große Trauer über mich. Ich fühlte mich unfähig, überhaupt irgendetwas zu arbeiten. Es war nicht nur diese Ungewissheit, was mit mir los war, sondern auch die Kraftlosigkeit und das Gefühl, überhaupt nicht richtig denken zu können. Nach einiger Zeit beschloss ich, mit Freunden im Internet zu chatten, um mich über meine Sorgen auszutauschen. Ich saß vor dem Laptop und konnte ihn gerade noch einschalten. „Aber wie geht es weiter, wie lautet mein Passwort?" Alles war weg.

Ich wollte nicht aufgeben. „So leicht wirfst du die Flinte nicht ins Korn. Schalte den Laptop aus, geh hinaus in die Natur, ans Licht, und wenn du zurückkommst, probierst du es noch einmal."

So/
Wenn du ein bißchen
im Hals hälst ist
es nicht so kalt/
im Mund

Musik über **Fauen** Power
Flower-Power

Du **izt** es nicht
mehr/**ißt** es nicht mehr

ich **kamosmor**
nicht denken/
ich **kann es mir**
nicht denken

ein Schweinschmec
ein **Schweinschmecker**
Lokal/Feinschmecker

---

alle die mich **lab**
haben/**lieb** habe

aber **jetzt/jetzt** komm
=> Wiederhol.

Do
*Wir sind gut
in der STADT/
für i. d. Zeit

Mi.
Rucki mein **Luki**
tut mir weh/Lucki
(der Kater) mein
Rücken tut mir weh

*Wasch dir d. H**a**nde/
für Hände

*Die Bahn ist mir
Von der Nase weggefahren/
statt **Vor** d. Nase

Sie hat **vorher**
das Wetter präsentiert/
früher

*Keine große
Saugerei gemacht/
Für Sauerei

Ach, die Toten
Kopfen/Köpfen ->

Meine Wortneuschöpfungen

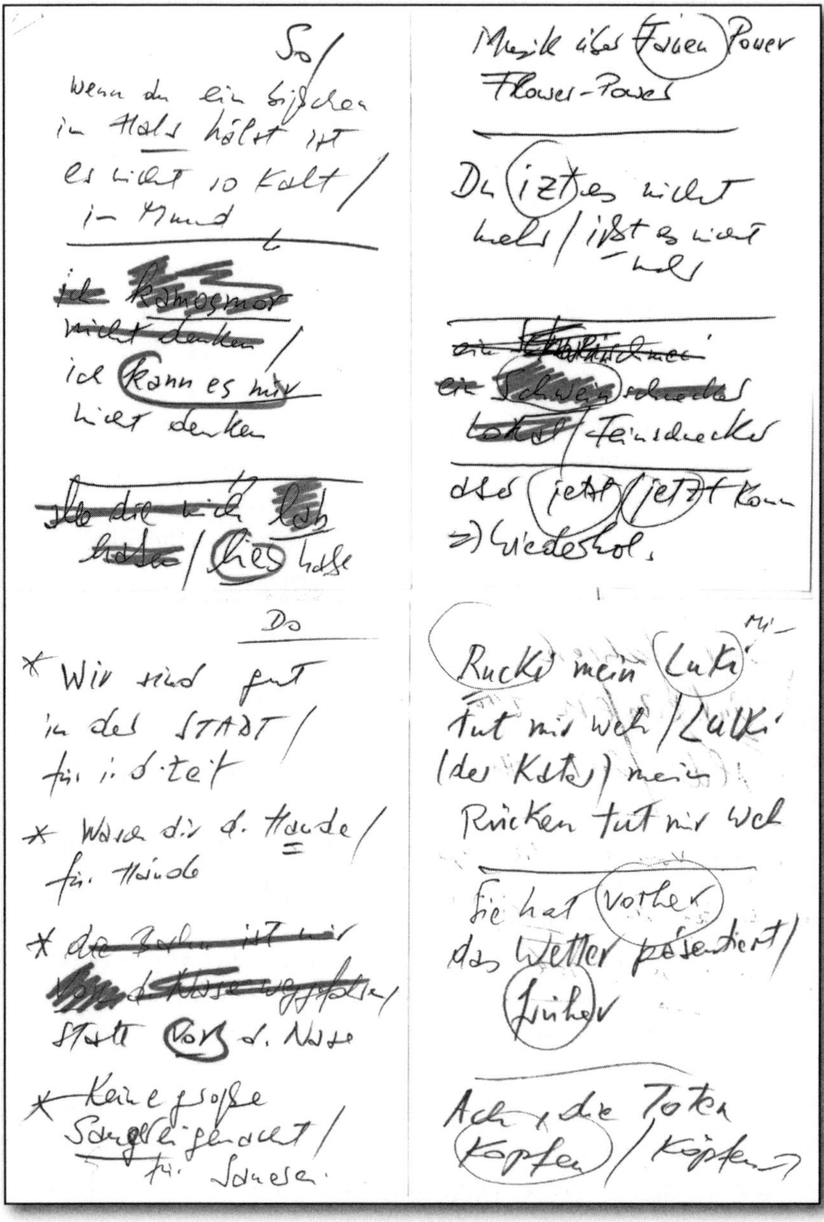
So /
wenn du ein bißchen
im Hals hälst ist
es nicht so kalt /
im Mund

~~ich kamosmor
nicht denken~~ /
ich kann es mir
nicht denken

~~die nicht lob
haben~~ / lies habe

Do

* Wir sind gut
in der STADT /
für i. d. Zeit

* Wasch dir d. Haude /
für Hände

* ~~die Bahn ist mir
d. Nase weggefahren~~ /
statt vor d. Nase

* Keine große
Sängerei gemacht /
für Sauerei

Musik über Frauen Power
Flower-Power

Du izt es nicht
mehr / ißt es nicht
mehr

~~ein Schwein schmecker~~
~~...~~ / Feinschmecker

oder jetzt / jetzt kann
=> wiederhol.

Rucki mein Luki
tut mir weh / Lukki
(der Kater) mein
Rücken tut mir weh

Sie hat vorher
das Wetter präsentiert /
früher

Ach, die Toten
Kopfen / Köpfen

Etwas stimmt nicht mit mir

Aber es half nichts. Ich probierte es noch einige Male, aber es ging nicht! Der Laptop, an dem ich so viele Stunden gearbeitet hatte, war nun nicht mehr als ein überteuerter Briefbeschwerer. Ich versuchte meine Unfähigkeit, etwas am PC zu machen, vor meinem Sohn zu verbergen. Ich sagte bloß: „Jens, ich habe so vieles vergessen!" Er entgegnete: „Aber nein, du kannst dich nur im Moment nicht daran erinnern. Du packst es schon!"

Nachdem ich den Folgeauftrag für die MS-Konferenz abgelehnt hatte, nahm ich auch keine anderen Aufträge mehr an. Mein Sohn bekam das natürlich mit und fragte: „Warum lehnst du alles ab, du hast doch genug Zeit?" Ich antwortete ihm, dass ich mich im Moment überfordert fühlte. Er reagierte sehr mitfühlend und empfahl mir, Zeit für mich zu nehmen und mich auszuruhen. An die finanziellen Konsequenzen hat er glücklicherweise nicht gedacht, denn dass hätte ihn mit Sicherheit schwer belastet.

Von nun an schrieb er meine E-Mails und übernahm alles am PC. Er nahm mir auch viele andere Aufgaben ab. Er kaufte ein, erinnerte mich an wichtige Sachen und passte ganz allgemein auf. Meine Aktivitäten reduzierten sich immer weiter. Ich schaffte es gerade noch, gemeinsam mit Jens zu frühstücken. Gegen Mittag zwang ich mich, vom Sofa aufzustehen und wenigstens eine halbe Stunde hinauszugehen. Es war eine sehr schlimme Zeit. Eigentlich habe ich nur geheult und mir immer wieder die gleichen Fragen gestellt: „Was ist es? Wenn ich es nur wüsste. Ist es die Folge eines Traumas? Oder vielleicht habe ich einen Tumor im Gehirn, der auf bestimmte Areale drückt."

Die Symptome wurden immer schlimmer. Wenn ich etwas weiter als gewöhnlich spazieren ging und mein Stadtviertel verließ, erkannte ich beim Zurückgehen meine Straße nicht mehr. Können Sie sich vorstellen, wie sich ein Mensch fühlt, der sich fragen muss: „Bin ich diesen Weg gerade gegangen? Wo wohne ich jetzt eigentlich?" Meine Adresse wusste ich noch und sprach mir immer Mut zu: „Du fragst jetzt einen Fußgänger, wo die Adresse ist, dann gehst du ein Stück weiter und fragst wieder." So habe ich es schließlich jedes Mal nach Hause geschafft.

Wenn ich so ausführlich über meine Schwierigkeiten zu jener Zeit berichte, entsteht bei Ihnen vielleicht der Eindruck, dass jeder Tag einfach nur schrecklich war. Ganz so verheerend war es aber nicht. An manchen Tagen funktionierte mein Gedächtnis ganz gut und auch mein Orientierungssinn war nicht immer gleich schlecht. Aber an Tagen, an denen die Symptome deutlicher hervortraten, war ich meist sehr depressiv. Das ging so weit, dass ich richtig lethargisch wurde. Dann war mir einfach alles zu viel. Morgens einen Kaffee aufbrühen – unmöglich. Ein Glas Leitungswasser tut es doch auch. An Hausarbeit, Aufräumen, Putzen, Wäschewaschen war gar nicht zu denken. Sie können sich vorstellen, wie es da in meiner Wohnung ausgesehen hat. An solchen Tagen hätte ich mich am liebsten mit einer Flasche Whisky unter der Bettdecke verkrochen. Wäre mein Sohn nicht gewesen und die Verantwortung, die ich ihm gegenüber hatte, ich glaube, ich hätte mich völlig gehen lassen. Durch ihn hatte ich aber einen Grund, weiterzumachen, und ich musste mich zusammenreißen, so gut es eben ging.

Eines Tages raffte ich mich auf, unseren Keller aufzuräumen, damit meine Zwangspause bei der Arbeit wenigstens zu etwas nütze war. Als ich das Kellerabteil wieder verließ, fühlte ich mich wie auf einem fremden Planeten. In unserem Hochhaus muss man zwar um einige Ecken und lange Gänge entlang gehen, bis man zu seinem Kellerabteil kommt, aber ich denke, nicht mal ein Kind könnte sich dort verlaufen. Obwohl ich den Weg vom Keller zum Aufzug in den letzten Jahren wohl einige hundert Mal gegangen sein musste – an diesem Tag fand ich nicht sofort zurück. Ein beklemmendes Gefühl ergriff mich, ich spürte, wie Panik in mir aufstieg. „Wenn jetzt auch noch das Licht ausgeht", malte ich mir aus. Die Angst umklammerte meine Brust, dass ich dachte, mir bleibt die Luft weg. Mein Herz spielte verrückt. Nach einer endlosen Zeit fand ich schließlich die Aufzugstür. Schweißgebadet und nervlich völlig am

Ende drückte ich die Taste zu meiner Etage. Die wusste ich glücklicherweise noch.

Ein paar Tage später geschah etwas sehr Merkwürdiges. Ich begann, vor mir einen Film zu sehen. Es waren Bilder in Farbe, Szenen aus meiner Jugend – Bilder, von denen ich gar nicht wusste, dass es sie gibt. Sie erschienen in schneller Folge, ohne dabei irgendeine Verbindung mit dem zu haben, was ich gerade machte, sah oder mit wem ich gerade sprach. Ganz gleich, ob ich mir in der Küche einen Kaffee aufbrühte, mich mit einer Nachbarin unterhielt oder eine Sendung im Fernsehen sah; dieser Film begleitete mich ständig. Auch in der Nacht war er da, so dass ich mir nicht sicher war: „Schlafe ich jetzt und träume ich oder sehe ich den Film?"

Natürlich bekam ich es mit der Angst zu tun: „Werde ich vielleicht verrückt?" In meiner ganzen Familie hatte, soweit ich mich erinnern konnte, niemand jemals psychische oder psychiatrische Probleme gehabt. „Was passiert mit mir?" Ich vermied jegliches Telefonat, Einladungen lehnte ich ab. Ich brauchte Zeit, um über diese Veränderungen nachzudenken. Schließlich fasste ich einen Entschluss.

4. Der erste Arztbesuch – „Gehen Sie spazieren"

Im Sommer 2008 machte ich mich also auf zu einem Neurologen und Psychiater, einfach zu einem, dessen Praxis ich leicht erreichen konnte. Natürlich wollte ich, nachdem ich mich endlich entschieden hatte, sofort einen Termin. Vehement bestand ich gegenüber der Sprechstundenhilfe darauf, ein Notfall zu sein. Sie entgegnete mir: „Hier ist jeder ein Notfall. Der nächste freie Termin ist in drei Wochen." Noch einmal drei Wochen warten, das war zu viel für mich. Der Schutzwall, den ich die letzten Wochen um mich herum aufgebaut hatte, brach zusammen. Unter Tränen flehte ich sie an: „Das halte ich nicht mehr aus, ich bin am Ende." Vielleicht hat sie gemerkt, dass es mir wirklich sehr schlecht ging. Möglicherweise wollte sie auch nur die Szene schnell beenden. Jedenfalls durfte ich im Wartezimmer Platz nehmen. Es dauerte einige Zeit und dann kam ich dran. Ich erzählte dem Arzt von meinen Symptomen, von den Wortbildungsstörungen, der Orientierungslosigkeit, all meine kognitiven Einschränkungen, von meinen optischen Halluzinationen und meiner tiefen Depression. Ich erwähnte auch, dass ich freiberuflich tätig sei, und appellierte an den Arzt: „Ich brauche dringend Hilfe. Schauen Sie, ich bin allein für mich und meinen Sohn verantwortlich. Wenn ich nicht arbeiten kann, bin ich ruiniert." Es gelang mir halbwegs strukturiert zu sprechen und ich wollte unbedingt wissen, was ich habe. Der Arzt hörte sich alles an und sagte schließlich: „Sie haben ein Burnout-Syndrom, bei Ihrem anspruchsvollen Beruf ist das kein Wunder. Ich rate Ihnen, gehen Sie mal drei Monate spazieren, schalten Sie ab und kommen dann wieder." Worauf ich entgegnete: „Herr Doktor, wenn Sie das sagen – ich vertraue Ihnen. Aber können Sie mir wenigstens irgendetwas geben, damit es mit meiner Depression besser wird, damit ich ein bisschen Kraft habe." Er antwortete: „Gehen Sie einfach spazieren, Sie brauchen nichts anderes."

Der erste Arztbesuch – „Gehen Sie spazieren"

Mit dieser Empfehlung ging ich also nach Hause. Ich war zwar etwas skeptisch, aber ich versuchte mir einzureden: „Der Arzt muss es ja wissen!" Wochen vergingen und nichts wurde besser. Obwohl reichlich Anfragen hereinkamen, konnte ich keine Aufträge annehmen. Ich war schlicht nicht in der Lage, zu arbeiten. Mein Sohn musste mich verleugnen. Ich wollte unter keinen Umständen, dass jemand erfuhr, wie es um mich stand.

Eine Krankschreibung hatte ich mir nicht geben lassen, wozu auch. Leider hatte ich als Selbstständige keine Krankentagegeldversicherung abgeschlossen, die einen Ausfall pro Tag erstattet hätte. Also ging ich an meine finanziellen Reserven und versuchte, mich durch Meditation, Spaziergänge und gesunde Ernährung aufzubauen. Im Gebet suchte ich die Kraft, um vor meinem Sohn als starke Mutter dazustehen. Ich wusste und spürte, dass er gerade jetzt so kurz vor dem Abitur Zuspruch brauchte. Eine Aussprache über meine innersten Sorgen, meinen Arztbesuch hätten ihn – glaube ich heute – sicherlich heruntergezogen und ihm die Kraft genommen. Er hatte so große Pläne. Er wollte sich bei der Bundeswehr für die Offizierslaufbahn verpflichten. Es kamen Testverfahren auf ihn zu. Er brauchte seine Kraft. Und ich sah mich in der Verantwortung, meinen Sohn zu unterstützen.

Die Wochen vergingen, es kam Weihnachten 2008. Und mit der Weihnachtszeit kamen die vielen Gedanken und Erinnerungen an die schöne, glückliche Zeit mit meiner Familie. Als meine Eltern noch lebten, als mein Exmann, mein Sohn und ich in unserem wunderbaren Haus mit dem offenen Kamin wohnten. War ich traurig um Verlorenes und Vergangenes? Hatte ich Angst davor, wie mein nächstes Weihnachten sein würde? Mir ging es immer schlechter. Zu meinen geistigen und seelischen Problemen kamen körperliche Symptome hinzu: Gewichtsabnahme, hoher Blutdruck, Herzprobleme, Magen-/Darmprobleme. Meine Kräfte schwanden. Das Einzige was ich wollte, war doch ein normales Leben führen, so wie früher eben. Ich fing an, meine Symptome in einer Art

Der erste Arztbesuch – „Gehen Sie spazieren"

Tagebuch aufzuschreiben. Ich notierte alles, meine Defizite, meine Ausfälle, mit genauer Zeitangabe, wann ich Telefonate führte oder wann Besuch kam. Auch alles, was ich gesagt hatte und was mir gesagt wurde.

Und dann 2009, gleich im Januar, ging ich wieder zu dem Neurologen und berichtete von meinem Zustand. Mein so genanntes Ausfalltagebuch hatte ich dabei. Ich erzählte davon, dass ich mich gar nicht besser fühlte. „Sogar mein Körper fühlt sich krank an. Inzwischen habe ich schon über zehn Kilo abgenommen. Meine Ausfälle, meine Halluzinationen – irgendwie habe ich das Gefühl, es ist alles etwas schlimmer geworden, und ich habe es ja sogar dokumentiert, hier mit meiner Schrift in meinem Tagebuch. Wie soll es weitergehen? Was habe ich?"

Und dieser Experte, der gute Facharzt für Neurologie, mit teurem Studium und jahrelanger Erfahrung, was war das Ergebnis seiner Analyse? Nun, eines kann man ihm nicht nachsagen, kompliziert waren seine Empfehlungen nicht: „Geben Sie sich mehr Zeit, gehen Sie noch ein paar Monate spazieren", meinte er. Und wieder kein konkreter Therapievorschlag, kein Präparat. Ich ging und konnte nicht nur meine Tränen, sondern auch meine Wut kaum unterdrücken. Er hat mir nichts gesagt, keine annähernde Erklärung für meine Ausfälle gegeben. Er nahm mich einfach nicht ernst.

Auch heute noch, rund drei Jahre später, sehe ich ihn in der Pflicht. Eine Demenzdiagnose ist zweifelsohne, besonders in jungen Jahren, eine diffizile Angelegenheit. Kein seriöser Arzt würde leichtfertig eine Demenz diagnostizieren. Und doch bin ich überzeugt, wäre ich damals nicht Mitte fünfzig, sondern Ende sechzig gewesen, das ganze Arsenal demenzdiagnostischer Verfahren hätte mir offengestanden. Aber damals ging ich wütend und enttäuscht nach Hause und dachte über seine Empfehlungen nach. Im Gebet suchte ich einen Weg. Ich hatte niemanden, mit dem ich darüber sprechen konnte oder wollte. Ja, ich wollte diesen Weg alleine gehen, wollte Gewissheit, für mich.

A
Er mimmt (nimmt) dir etwas weg
– „" – die etwas weg
– das PLUZ (Plus)
– aus Busbekistan/aus Bus
WAS WILL ICH JETZT?

B
ZEITVERSCHIEBUNG: LANDTAG

C
DESORIENTIERUNG: Wo ist was? Weg/wie komme ich hin

D
WER BIN ICH/im Spiegel ein FREMDER

E
KURZZEITGED.
– Was habe ich vor 2 Tagen getan
– REIHENFOLGE der D!NGE (Kühlschranksachen heraus, was jetzt/danach

am linken Blattrand/Mitte:
START intensiv ~ Feb. 2008

am linken Blattrand/unten:
!! AA – Gleich vermittelt
6. 05. Termin/Wie?

am rechten Blattrand/unten:
✓ – selbst festgestellt
✓ – durch andere „so umständlich" –
✓ – niemanden der so schlech
–

Mein Symptomtagebuch

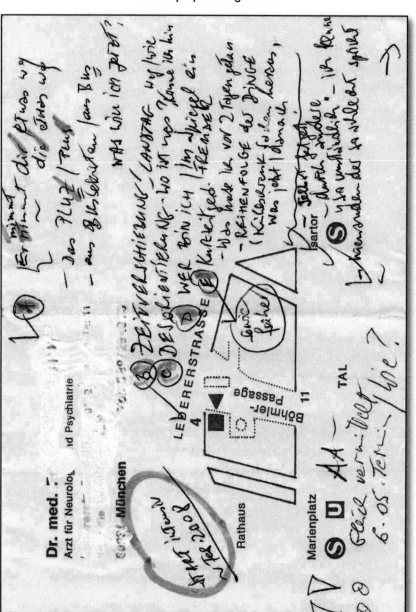

5. Warum bleibt eine Demenz bei Frühbetroffenen lange unerkannt?

Auf die Gefahr hin mich zu wiederholen, aber schreiben Sie das ruhig meiner Demenz zu: In der allgemeinen Vorstellung sind Menschen mit Demenz alt, desorientiert und völlig auf andere angewiesen. Demenz wird in weiten Teilen der Bevölkerung vom Ende her gedacht. Das Bild, das in den Köpfen vorherrscht, ist von den späten Stadien geprägt. Dabei wird häufig vergessen, dass eine Demenz auch irgendwann anfängt. Alzheimer oder die Lewy-Body-Demenz beginnen langsam, schleichend, in ihren Symptomen nur schwer von anderen Erkrankungen zu unterscheiden. Die ersten Symptome wie Gedächtnisstörungen und Orientierungsschwierigkeiten können ebenso von anderen Erkrankungen verursacht werden, zum Beispiel durch Depressionen, Burn-out-Syndrom, psychische Erkrankungen oder Stoffwechselentgleisungen, was die Diagnose nicht gerade vereinfacht. Ein weiteres diagnostisches Problem liegt in der bis heute bestehenden Tatsache, dass es für viele Formen der Demenz keine direkten Diagnoseverfahren gibt. Weder Alzheimer noch Lewy-Body können mit bildgebenden Verfahren, Bluttests oder Ähnlichem sicher festgestellt werden. Der Weg zur Diagnose führt daher zunächst über den Ausschluss aller anderen Krankheiten, die ähnliche Symptome verursachen können. Lewy-Body-Demenz und auch Alzheimer sind sozusagen eine Rest-Diagnose, die bleibt, wenn alles andere nicht in Frage kommt. Daher ist eine Demenzdiagnose auch nie zu hundert Prozent sicher, sondern stets nur mit einer gewissen Wahrscheinlichkeit zutreffend. Erleichtert wird die Diagnose, wenn die Symptome genau beschrieben sind, so zumindest mein jetziger Arzt, der sehr froh über meine detaillierte Symptombuchführung war. Denn einige meiner Symptome, insbesondere die optische Halluzination, können schon ein deutlicher Hinweis auf Lewy-Body-Demenz sein.

Es wird häufig gesagt, dass der größte Risikofaktor für das Entwickeln einer Demenz das Alter ist und die Statistiken belegen das

Warum bleibt eine Demenz bei Frühbetroffenen lange unerkannt?

auch. Bei den 65- bis 69-Jährigen liegt das Risiko bei rund einem Prozent, bei den Über-90-Jährigen schon bei über einem Drittel. In meiner Altersgruppe, den Unter-60-Jährigen ist das Risiko sehr, sehr gering. Aber was nützt ein geringes Erkrankungsrisiko, wenn man eine Demenz hat? Gar nichts. Schlimmer noch: Auch die Ärzte haben eine derartige Erkrankung nicht gleich auf ihrem Diagnose-Radar und so kann sich eine Diagnose, wie bei mir geschehen, lange hinziehen.

Sie stellen sich vielleicht die Frage: „Was bringt denn die Diagnose, die erstens unsicher ist, zweitens lange dauert und drittens am Ende eines Krankheitsgeschehens steht, für das es kaum Therapieansätze gibt?" Eine durchaus berechtigte Frage und ich kann Menschen mit Gedächtnisproblemen verstehen, die sich diesem Prozess nicht unterziehen wollen. Die vielleicht das Etikett Demenz nicht wollen, weil sie Herabwürdigung und Ausgrenzung durch dieses Stigma befürchten. Diesem Argument lässt sich entgegenhalten, dass im Verlauf des diagnostischen Prozesses eine therapierbare Erkrankung erkannt werden könnte, deren Symptome möglicherweise behandelbar sind, wenngleich am Ende vielleicht doch die Diagnose Demenz steht.

Zurückblickend bin ich froh, eine Diagnose und somit Gewissheit zu haben. Ich weiß nun, was mit mir los ist, kann meine Symptome einordnen und auf die Demenz beziehen. Das bedeutet auch, dass ich mit meinen Defiziten besser leben kann. Wenn ich mich zum Beispiel nicht konzentrieren kann, weiß ich heute, es liegt nicht nur an meiner Willensschwäche, sondern an den Veränderungen in meinem Gehirn. Mich entlastet diese Vorstellung ungemein.

Aber zurück zu den Problemen junger Betroffener, die gelegentlich auch als Frühbetroffene bezeichnet werden, wobei eine gewisse Uneinigkeit darüber herrscht, welche Betroffenengruppe damit gemeint ist. Meistens werden als Frühbetroffene Personen angesprochen, bei denen die Demenz in jüngeren Jahren, etwa vor dem

Warum bleibt eine Demenz bei Frühbetroffenen lange unerkannt?

65. Lebensjahr, begann. Teilweise versteht man darunter aber auch Personen am Beginn demenzieller Veränderungen unabhängig von ihrem Lebensalter. Ich selbst zähle mich zu den Frühbetroffenen, weil bei mir die ersten Symptome bereits mit Mitte fünfzig auftraten und ich davon überzeugt bin, dass ich immer noch am Anfang der Demenz stehe.

Meiner Ansicht nach macht es einen großen Unterschied für die Betroffenen, ob die Symptome in jungen Jahren oder erst im fortgeschrittenen Lebensalter beginnen. Damit meine ich nicht, dass eine Demenz für einen jüngeren Menschen per se schlimmer ist als für einen älteren. Die Wucht mit der eine Demenz das Leben von uns Betroffenen erschüttert, dürfte unabhängig vom Alter ähnlich groß sein. Gleichwohl stellen sich für uns Frühbetroffene andere Fragen und Aufgaben, die es zu bewältigen gilt, schon weil sich unsere Lebenssituation von der älterer Menschen deutlich unterscheidet.

Da ist zunächst das Problem der gesellschaftlichen Wahrnehmung: Geringes Lebensalter und Demenz passen scheinbar nicht zusammen. Ferner ist die verhältnismäßig kleine Gruppe der Frühbetroffenen weniger sichtbar und wird schon deshalb weniger wahrgenommen. Demzufolge weiß die Gesellschaft auch wenig über unsere Bedürfnisse und Problemlagen, was nicht zuletzt die geringe Anzahl spezifischer Angebote für Frühbetroffene erklärt.

Ich kann nicht für alle Frühbetroffene sprechen und dennoch ist meine Situation mit der vieler anderer vergleichbar. Mich riss die Demenz mitten aus dem Berufsleben, das Rentenalter war noch meilenweit entfernt, was erhebliche finanzielle Einschränkungen mit sich brachte. Wäre ich bereits im Ruhestand gewesen, hätte mich das Schreckgespenst staatlicher Transferleistungen sicher verschont. Heute beziehe ich eine Erwerbsminderungsrente, die nicht zum Leben reicht, so dass ich zudem auf Wohngeld angewiesen bin. Es bleibt mir kein Geld, das ich für meine Altersvorsorge zurücklegen könnte und meine angesparten Reserven musste ich bereits weitgehend aufbrauchen. Wenn ich mit 65 Jahren meine

Warum bleibt eine Demenz bei Frühbetroffenen lange unerkannt?

Altersrente beantragen kann, werden mir etliche Beitragsjahre fehlen. Mit anderen Worten: Meine finanzielle Lage wird sich aller Voraussicht nach auch mit der Altersrente nicht verbessern. Diese Lage teile ich mit Vielen, die verfrüht aus dem Berufsleben ausscheiden müssen, unabhängig davon, ob sie eine Demenz haben oder nicht. Mit einer Demenz gestalten sich allerdings die notwendigen Behördengänge als sehr schwierig. Zumal auf den meisten Antragsformularen Aspekte der Vergangenheit abgefragt werden, an die ich mich manchmal nicht mehr erinnere, und auch der Aufbewahrungsort der entsprechenden Dokumente – Versicherungspolicen, Verdienstbescheinigungen, Geburtsurkunde etc. – ist mir nicht selten entfallen. Ich muss erst alles mühsam zusammensuchen, wodurch mir das Einhalten behördlicher Fristen nicht immer reibungslos gelingt. Ein weiteres Problem, mit dem viele Frühbetroffene kämpfen, ist die Situation der eigenen Kinder, wenn diese noch nicht auf eigenen Beinen stehen. Mein Sohn ist noch mitten in der Ausbildung und wird sein Studium voraussichtlich erst in zwei bis drei Jahren abschließen. Er ist im Moment voll damit beschäftigt, seinen eigenen Weg zu finden. Wie soll er sich da auch noch um seine Mutter kümmern, deren Demenz einen gänzlich unvorhersehbaren Verlauf nehmen kann.

Die Gesellschaft ist in vielerlei Hinsicht noch nicht auf die Problemlagen von uns Frühbetroffenen eingestellt. Seien es nun die Arbeitsverwaltungen oder die Integrationsfachdienste, die nicht auf den Umgang mit Menschen mit Demenz vorbereitet sind. Oder seien es die Arbeitgeber, die Menschen mit einer beginnenden Demenz nicht weiterbeschäftigen wollen und meist nicht bereit sind auszuloten, welche Fähigkeiten und Ressourcen wir trotz unserer Behinderung haben. Auch die Wohlfahrtsverbände mit ihren karitativen Einrichtungen stehen noch ganz am Anfang, wenn es um die Entwicklung von Angeboten für Frühbetroffene geht. Die meisten Angebote für Menschen mit Demenz sind nah bei Pflege und Altenhilfe angesiedelt und sind schon allein deshalb

Warum bleibt eine Demenz bei Frühbetroffenen lange unerkannt?

für die Mehrzahl der Frühbetroffenen unattraktiv. Wir sind nicht alt und fühlen uns auch nicht so. Wir stehen mitten im Leben!

Was uns fehlt ist eine Lobby, eine Interessenvertretung, mit der wir unser Anliegen lokal und auf den höheren politischen Ebenen vortragen können. Natürlich gibt es da schon die Alzheimer Gesellschaften, die sich für uns Betroffene einsetzen. Ich selbst bin ja in den Vorstand der Alzheimer Gesellschaft München gewählt worden. Dennoch sind wir Betroffenen aus meiner Sicht noch nicht hinreichend in gesellschaftlichen Gremien repräsentiert. Es reicht auch nicht aus, wenn Organisationen warten, bis Betroffene von sich aus aktiv werden, vielmehr sollten sie aktiv nach Personen mit Demenz Ausschau halten und sie in die Gremienarbeit mit einbeziehen. Wir Frühbetroffenen, die wir noch mitten im Leben stehen, haben noch jede Menge Fähigkeiten und Kenntnisse, die wir gern – auch ehrenamtlich – zur Verbesserung der Lebenssituation aller Menschen mit Demenz zur Verfügung stellen würden, wenn man uns ließe.

6. Frühjahr 2009: Uniklinik – Warten, hoffen

Anfang 2009 machte ich mich auf den Weg in die Universitätsklinik München, in die Gedächtnisambulanz. Normalerweise dauert es hier Monate, bis ein Patient einen Termin bekommt. In meiner Verzweiflung war ich jedoch stark genug und konnte mich durchsetzen. „Es ist mein Leben, ich habe ein Recht darauf, sofort von einem Experten gesehen zu werden, der meine Symptome ernst nimmt." Und stellen Sie sich vor, ich wurde tatsächlich direkt drangenommen. Vielleicht hatte man Mitleid mit dieser Frau, die wie ein Häufchen Elend dasaß und wartete. Im Wartezimmer waren eigentlich nur Paare. Ich fühlte mich sehr klein, so allein, so verzweifelt. Aber ich war mir sicher, dass ich diesen Weg gehen musste. Ich brauchte Gewissheit.

Die Untersuchungen dauerten den ganzen Tag und fanden auf einer beschützten Abteilung statt, früher wohl geschlossene Abteilung genannt. Hier wurden die Laboruntersuchungen durchgeführt, Rückenmarkpunktion, CT, MRT und so weiter und so fort. Eine Vielzahl psychologischer Tests stand auf dem Programm, die üblichen Tests für Alzheimer-Patienten (wie ich später erfuhr). Dann sollte ich meine ganze Lebensgeschichte erzählen. Von meiner Kindheit bis zum aktuellen Zeitpunkt. Es war alles sehr anstrengend für mich. Am Ende konnte ich fast nicht mehr und die Ärztin schlug mir vor, stationär zu bleiben.

Aber ich sah die anderen Patienten, die meisten wirkten sehr verstört, und die verschlossene Tür, die nur bei einer bestimmten Codeeingabe aufging. Ich hatte Angst. Ich wollte selbst bestimmen, wann ich mich wo aufhielt. Daher erklärte ich mich bereit, am nächsten Tag wiederzukommen, um weitere Tests zu machen und für das abschließende Gespräch mit dem Oberarzt und dem Team. Ich unterschrieb, dass ich mich weigerte, auf der Station zu bleiben. „Und ja, ich komme wieder. Nein, ich brauche keine Begleitung. Schließlich habe ich ja auch den Weg allein hierher gefunden."

Uniklinik – Warten, hoffen

In der Gedächtnisambulanz war man wohl daran gewöhnt, dass jeder Patient, der diese Sprechstunde aufsuchte, in Begleitung kam. Ich war immer ein selbstständiger Mensch gewesen und ich wollte auch diesen Weg bis zu meiner Diagnose allein, ohne Begleitung gehen. Wie ich die Nacht verbracht habe, fragen Sie? Wie ich geschlafen habe? Na ja, eigentlich war es mehr ein Umherirren in meinen Halluzinationen. Ich war unruhig, ich unterdrückte meine Angst und hoffte. „Nein, es darf nichts Schlimmes sein. Vielleicht ist es ja wirklich nur Burnout." Aber in der nächsten Minute war ich auch schon wieder realistisch. Burnout hat nicht diese Symptome. Ich entwickelte eine Strategie: „Egal, was es ist, ich will es wissen. Ich will sofort anfangen, etwas zu tun. Ich habe Vertrauen in meinen Körper. Ich kann mit allem fertig werden."

So ging ich am nächsten Tag wieder ganz resolut in die Klinik. Es wurden weitere Untersuchungen durchgeführt, dann hieß es warten.

Haben Sie schon mal auf eine Diagnose gewartet? Haben Sie schon mal ohne Unterstützung von irgendwem in einem Warteraum gesessen, in dem Tränen fließen, in dem ein Hauch von Lebensende weht, in dem Sie den ewigen Sonnenuntergang spüren?

Aber da kam sie wieder, diese Kraft, ich spürte stark meine Ablehnung gegen ein wie auch immer geartetes Ende. Ich wollte den Sonnenaufgang. Vor mir sah ich meine Aufgaben – berufliche und private. So viele Pläne. Ich fühlte mich noch sehr jung im Vergleich zu den Senioren, die im Wartezimmer saßen. Ich erdete mich, sammelte meine Kräfte und war bereit für *das* Gespräch.

In dem Zimmer saßen einige Ärzte, der Oberarzt und ein Psychologe. Ich fühlte mich wie vor einer Prüfungskommission. Mir war schwindlig, ich sah sogar alles ein wenig verschwommen. Erneut wurden meine Befunde analysiert, Bewertungen über einschneidende Ereignisse in meinem Leben abgegeben, meine Lebensführung diskutiert. „Ja, gut – aber was habe ich, warum diese Defizite, es ist doch nicht mehr in der Norm?" Mit der Bemerkung,

Uniklinik – Warten, hoffen

das Team müsse noch beraten, wollte man mich entlassen. Ein endgültiger Bescheid würde zu meinem Neurologen geschickt. „Oh, nein. Nicht wieder warten", dachte ich mir. Aber zugleich setzte meine Logik ein: „Mein Neurologe hat mich doch nur spazieren geschickt. Nein, der kann mich nicht behandeln." Also bat ich in der Klinik um eine Empfehlung.

Man empfahl mir eine Gemeinschaftspraxis in der Nähe. Zu dieser marschierte ich hin, gab meine Chipkarte ab und sagte der Sprechstundenhilfe, dass die Klinik in den nächsten Tagen meinen Befund schicken würde. Nun hieß es wieder, sich nach Hause schleppen, kämpfen, etwas Theater spielen, sich nichts anmerken lassen und hoffen.

Endlich war der Tag, auf den ich so lange gewartet hatte, gekommen. Ich ging ganz forsch und allein zur neurologischen Praxis, an die mein Befund aus der Gedächtnisambulanz der Universitätsklinik geschickt worden war. An der Rezeption gab ich mein Kärtchen ab und sagte kurz: „Ich erwarte einen Befund von der Klinik." Die Sprechstundenhilfe kassierte zehn Euro von mir und verwies mich ins Wartezimmer. Das Wartezimmer war voll. Junge und Ältere, einige in Begleitung. Keine Gespräche untereinander, es herrschte eine ungewöhnliche Stille. Ich setzte mich auf einen Stuhl und zwar so, dass ich alle anderen sehen konnte. Die Angst, die Unsicherheit, die Hilflosigkeit war spürbar. Ich sah all die Ärzte, die nacheinander Patienten aufriefen. Bei einem dachte ich mir: „Na hoffentlich ist nicht dieser hektische Mensch mein betreuender Arzt." Warten, Minuten schienen eine Ewigkeit zu sein, die Zeit war wie gefroren. Gedacht habe ich an gar nichts. Ich fühlte mich leblos, zeitlos, als ob ich auf mein Lebensurteil wartete!

Und dann stand vor mir ein älterer Arzt. Er wirkte sehr ruhig und ernst. Er forderte mich auf, ihm in sein Sprechzimmer zu folgen. Mit einigen DIN-A4-Blättern in der Hand sah er mich prüfend an. Ich saß vor ihm auf einem Stuhl mit einer riesigen Lehne und fühlte mich noch kleiner darin. Meine erste Frage war: „Herr

Uniklinik – Warten, hoffen

Doktor, was steht in dem Befund? In welche Richtung geht das bei mir?" Irgendwie fühlte ich mich sicher. „Ich kann ja kein Alzheimer haben", dachte ich, „dafür bin ich ja noch viel zu jung." Er fixierte mich und hob an: „Ich meine, es ist etwas eher Seltenes. Aber ich möchte sichergehen und noch eine weitere Untersuchung abwarten." Er hat mir nicht gesagt, was ich habe, sondern mir eine Überweisung zum Radiologen ausgestellt.

Wieder warten. Noch ein Arzttermin. „Aber was soll's", redete ich mir ein und ließ ein paar Tage später diesen So-und-so-Scan über mich ergehen. Nach der Untersuchung fragte ich den Radiologen, ob er mir nun sagen könne, was mit mir los sei. „Ach, machen Sie sich keine Sorgen, sie haben gar nichts. Bei Ihnen ist es nur eine Depression", war seine für mich ermutigende Antwort. Der Befund ging dann an meinen Neurologen, hieß es. Seelisch gestärkt verließ ich die Praxis in der Annahme, jetzt eine zuverlässige Diagnose zu haben.

Tags darauf sprach ich wieder beim Neurologen vor, in der Hoffnung, endlich mit einer Therapie beginnen zu können. Er eröffnete das Gespräch mit der Frage, ob der Radiologe mit mir über die Diagnose gesprochen hätte. Ich bejahte und lächelte ihn an.

Ohne auf mein Lächeln zu reagieren sagte er: „Bei Ihnen handelt es sich um Lewy-Body-Demenz."

7. Die Diagnose – Ich habe das Gefühl, ich falle

Nachdem mir der Arzt meine Diagnose so gerade heraus ins Gesicht gesagt hatte – er konnte ja nicht ahnen, dass der Radiologe mir gegenüber von einer Depression gesprochen hatte –, war mir, als ob ich falle. Ich sah mich selbst auf einer Rutsche, die in einem schwarzen Tunnel steil nach unten führte, immer weiter nach unten ... Ich fing an zu weinen. Jetzt, wo ich darüber schreibe, ist dieses Gefühl wieder da. Als ob ich jeden Augenblick wieder wegrutschen könnte. Ich möchte mich festhalten, aber an wem, woran?

In mir regte sich noch ein Funken Hoffnung. „Herr Doktor, Ihr Kollege hat etwas ganz anderes gesagt." Aber sein Urteil war endgültig: „Sehen Sie, da haben wir es schriftlich." Ohne zu überlegen, eher automatisch, forderte ich eine Kopie der Befunde ein, die ich anstandslos erhielt. Auch heute noch ist mir nicht klar, wie ich in diesem Moment derart rational handeln konnte. Ich erwiderte also: „Herr Doktor, wie geht es weiter mit mir? Was kann ich persönlich tun?" Sofort hatte der Arzt eine Antwort parat: „Ja, Sie sollten schon mal an eine Generalvollmacht denken, vielleicht eine Patientenverfügung aufsetzen."

Ohne weiter darüber nachzudenken, lehnte ich innerlich diesen Vorschlag ab. Die Vorstellung, jemandem eine Vollmacht über mich auszustellen, assoziierte ich sofort mit Das-Ende-steht-unmittelbar-bevor und diesen Gedanken wollte ich nicht zulassen. Ich hatte wohl die Befürchtung, die gedankliche Beschäftigung mit dem Ende der Erkrankung könnte mich lähmen. Und natürlich wollte ich auch meine Unabhängigkeit nicht aufgeben, indem ich mich in die Hände eines anderen begab. Obwohl das Aufsetzen einer Generalvollmacht noch nichts mit dem Aufgeben der Selbstbestimmung zu tun hat, wie ich heute weiß. In diesem Moment kam es mir jedoch so vor. Ein paar Tage später kam mir dann der Gedanke, dass ich ja gar niemanden hatte, den ich als Bevollmächtigen

Die Diagnose – Ich habe das Gefühl, ich falle

einsetzen könnte. Es wäre nur eine Person in Frage gekommen, der ich uneingeschränkt vertraute. Lediglich mein Sohn stand mir nahe genug, um dieses Amt zu übernehmen. Gerade ihm wollte ich aber diese enorme Verantwortung nicht aufbürden.

Der Arzt leitete mich dann mit folgenden Worten aus dem Behandlungszimmer: „Und sehen Sie, hier habe ich einen Flyer für Sie. Die Menschen dort werden Ihnen zur Seite stehen, rufen Sie da mal an. Wenn es Ihnen besser geht, kommen Sie in den nächsten Tagen wieder vorbei und Sie kriegen eine Medikation."

Ich weiß gar nicht mehr, wie ich vom Sprechzimmer in das Wartezimmer gefunden habe. Ich heulte und niemand war da und bot mir seine Hilfe an. Patienten nehmen in ihrem Schmerz nichts anderes wahr und das Personal grenzt sich ab. Ich verwechselte sogar zunächst meinen Mantel. Irgendwie habe ich dann auf die Straße gefunden. Ich fühlte mich so elend, so schwindlig. Unfähig an den nächsten Schritt zu denken, schleppte ich mich bis zur ersten Bank und setzte mich in die kalte Wintersonne.

Nun wusste ich, was ich hatte, und es hieß für mich, wieder aufstehen und kämpfen. „Nein, so schnell gebe ich nicht auf!" Zuhause angekommen, wo meine Katzen auf mich warteten, nahm ich beide in den Arm und schmiegte mich an sie. Ich bedauerte wie so oft, dass Katzen nicht sprechen können. Von Anfang an wusste ich, dass ich diesen Weg allein gehen musste. Zuerst wollte ich nun mehr über diese Art von Demenz erfahren. Als Nächstes nahm ich mir vor, meine neuen Defizite zu akzeptieren, mit ihnen zu leben, und vielleicht das Schwierigste aus heutiger Sicht, nicht zu zeigen, was in meinem Innersten vorging.

Mein Sohn sah eine Mutter, die etwas anders war als früher, ungeduldiger, erschöpft und mit großen Schwankungen in ihrer Leistungsfähigkeit. Ich hatte mich gut im Griff, jammerte nicht und versuchte, ihn nicht mit meinen Ängsten zu belasten. Damals hielt ich es für wichtig, ihn nicht zu stören. So kurz vor dem Abitur sollte er sich ganz auf die Schule konzentrieren können. Es musste

Die Diagnose – Ich habe das Gefühl, ich falle

einige Zeit vergehen, bis ich merkte, dass mein Sohn durch meine Krankheit reifte und die Demenz Seelenverwandtschaften stiftete. Wie schön, denn gemeinsam sind wir dann zu einem unschlagbaren Team geworden.

Einige Tage nach der Diagnose entschloss ich mich, diesen Flyer, den mir der Arzt in die Hand gedrückt hatte, gründlich zu lesen. Es ging um die Alzheimer Gesellschaft, um verschiedene Angebote für Betroffene und Angehörige. Im Prinzip war mir klar, dass ich Hilfe in Anspruch nehmen musste. Aber dies mir selbst und auch anderen gegenüber offen einzugestehen, fiel mir enorm schwer. Zu sagen: „Hier stehe ich. Ich bin diejenige, die schwach ist, die Hilfe braucht", passte nicht zu mir. Ich war doch eine „Macherin". Wie versteinert saß ich vor dem Telefon. Was sollte ich sagen, etwa: „Hallo, ich bin eine Demenzpatientin. Können Sie mir helfen?" Die Angst, es auszusprechen und die Demenz dadurch Realität werden zu lassen, hielt mich zurück. Wenn ich diesen Weg einschlug und meine Erkrankung anderen gegenüber offen eingestand, dann war mein bisheriges Leben vorbei, davon war ich damals überzeugt. Aber wenn es denn sein musste, wollte ich mich lieber Fremden offenbaren und nicht meinen Freunden, Bekannten, Nachbarn oder Kunden gegenüber. „Was würden die von mir denken? Die nehmen dich nicht mehr für voll", schoss es mir durch den Kopf. Zu deutlich hatte ich noch das demütigende „Wie kann man nur so blöd sein?" im Ohr, das in den letzten Monaten öfters gefallen war, wenn ich einer Unterhaltung nicht richtig folgen konnte.

Seien wir doch ehrlich. Welches Bild von Menschen mit Demenz haben wir denn? Demente sind alt, pflegebedürftig, hilflos und abhängig. Demente können nicht für sich oder ihre Kinder sorgen und schon gar nicht unbeaufsichtigt in ihrer eigenen Wohnung leben. Sie müssen betreut werden, möglichst rund um die Uhr. Weil sie ständig weglaufen, sich verirren, unangemessen gekleidet sind und schlicht den Überblick verloren haben. Aber das alles traf auf mich nicht zu. Ich war weder alt noch pflegebedürftig. Nein, ich

Die Diagnose – Ich habe das Gefühl, ich falle

war immer noch Helga Rohra, eloquent, erfolgreich, gebildet und vielleicht neuerdings etwas neben der Spur. Aber wie auch immer, Unterstützung hatte ich bitter nötig, schon weil meine finanziellen Reserven langsam zur Neige gingen. Also nahm ich mich zusammen und rief bei der Alzheimer Gesellschaft München (AGM) an.

Es meldete sich eine sehr ruhige, mitfühlende Stimme. Sofort spürte ich Verständnis, ein Gefühl von „Du bist nicht allein" stellte sich ein. „Sollen wir Sie besuchen oder wollen Sie lieber vorbei kommen?", fragte die freundliche Stimme. Fremde Menschen in meine kleine Wohnung einzuladen, dafür schämte ich mich zu sehr. Durch meine Unfähigkeit, auch nur etwas von links nach rechts zu bewegen, herrschte dort regelrecht Chaos. Mir schien, als schwebte in der Wohnung ein Hauch von Depression und Zukunftsangst. „Nein danke, ich komme zu Ihnen", lautete meine kurze und vielleicht etwas barsche Antwort.

8. Was ist eine Lewy-Body-Demenz und wie sieht ihr Verlauf bei mir aus?

Als mir mein Arzt im Januar 2009 die Diagnose mitteilte, genügte allein das Wort Demenz, um mich in Angst und Schrecken zu versetzen. Wie viele andere Menschen verband auch ich mit diesem Wort Abbau, Zerfall, Einschränkung des Erinnerungsvermögens und letztlich den zunehmenden Verlust von Selbstbestimmung und Unabhängigkeit. Außerdem waren für mich die Begriffe Demenz und Alzheimer ein und dasselbe. Was diese spezielle Form der Demenz nun für mich bedeuten würde, wusste ich damals noch nicht. Mir darüber Gedanken zu machen, kam mir zunächst auch nicht in den Sinn. Erst während der folgenden Wochen und Monate habe ich mich dann mit der Lewy-Body-Demenz auseinander gesetzt und gelernt, worin sie sich zum Beispiel von der Alzheimer-Demenz unterscheidet.

Die Lewy-Body-Demenz firmiert unter verschiedenen Bezeichnungen. Mal wird sie Demenz mit Lewy-Körpern, mal Lewy-Körper(chen)-Demenz oder auf Englisch *dementia with Lewybodies* (DLB) genannt. Wie in der Medizin üblich, werde ich sie im Folgenden mit DLB abkürzen. Die DLB wurde Anfang des zwanzigsten Jahrhunderts von einem deutschen Nervenarzt, Friedrich H. Lewy, zum ersten Mal beschrieben. Er fand die nach ihm benannten Lewy-Körperchen in bestimmten Hirnzellen von Parkinson-Patienten. Die DLB ist eng mit der bei der Parkinson-Krankheit auftretenden Demenz verwand. Allerdings versteht man darunter dann die demenziellen Symptome vor dem eigentlichen Parkinson-Syndrom mit seinen ganz speziellen Auswirkungen.

Ich will Sie hier nicht mit einer medizinischen Abhandlung langweilen. Wenn Sie an detaillierten medizinischen Informationen interessiert sind, finden Sie viele Hinweise in den Literaturvorschlägen im Anhang oder auf den Internetseiten der Alzheimer Gesellschaften. Ich möchte Ihnen aber eine Warnung geben:

Überlegen Sie genau, welche Informationen Sie wirklich benötigen. Besonders, wenn Sie an sich selbst bestimmte Symptome wahrnehmen, sollten Sie sehr genau prüfen, ob Sie auch tatsächlich zu einer entsprechenden Zielgruppe gehören. In Fachbüchern und auch auf Internetseiten werden häufig alle Symptom-Facetten einer Demenz beschrieben. Ob und wann diese auftreten, hängt aber vom Einzelfall ab. Ob davon etwas auf Sie zutrifft, kann niemand mit Gewissheit sagen. Misstrauen Sie besonders statistischen Angaben, denn die beziehen sich niemals auf Ihre individuelle Situation. Oder glauben Sie etwa, der Notendurchschnitt einer Schulklasse sagt etwas über die Kommafehler Ihres Kindes beim letzten Diktat aus? Sie sollten daher alle Informationsquellen mit Abstand und mit einer gewissen Gelassenheit betrachten. Nichts wird so heiß gegessen, wie es gekocht wird. Auf gar keinen Fall sollten Sie sich oder nahestehende Personen selbst analysieren. Wenden Sie sich an einen Arzt, dem Sie vertrauen, oder an eine entsprechende Beratungsstelle.

Mir geht es hier um etwas anderes. Ich möchte Ihnen zeigen, dass Demenzen in unterschiedlichen Formen auftreten, die unterschiedlich verlaufen und zum Teil spezifische Symptome aufweisen können. Wie Sie vielleicht wissen, ist Demenz ein Sammelbegriff, unter dem eine Vielzahl unterschiedlicher Krankheiten, die ähnliche Symptome verursachen, zusammengefasst wird. Die häufigste und bekannteste Demenz ist zweifellos die Alzheimer-Demenz. Allerdings sollten Sie wissen, dass bis heute nicht genau geklärt ist, welche Prozesse im Gehirn als Ursache für Alzheimer gelten können. Auf Platz zwei hinsichtlich der Häufigkeit sind die vaskulären Demenzen, bei denen Veränderungen der Hirndurchblutung maßgeblich für die Symptome verantwortlich sind. Verglichen mit den beiden genannten Demenzformen ist die DLB eher selten. Wie häufig sie auftritt, ist in der Wissenschaft umstritten. Aber gehen Sie mal davon aus, dass zehn Prozent der Menschen mit Demenz von einer DLB betroffen sind.

Lewy-Body-Demenz und ihr Verlauf bei mir

Wie auch bei anderen Demenzformen ist die Diagnose einer DLB nicht zu hundert Prozent sicher. Selbst mit den fortschrittlichsten bildgebenden Verfahren kann die DLB nicht einwandfrei diagnostiziert werden. Somit erfolgt die Diagnose nach wie vor anhand der Symptomatik, die sich bei der DLB teilweise von der Alzheimer-Demenz unterscheidet. Als charakteristisch für die DLB gelten unter anderem fortschreitende Gedächtnisstörungen, eine über den Tag schwankende geistige Leistungsfähigkeit und ausgeprägte optische Halluzinationen. Die sprachlichen Fähigkeiten hingegen werden häufig erst im späteren Verlauf beeinträchtigt. Einige der in medizinischen Fachbüchern beschriebenen Symptome nehme ich auch an mir selbst war, andere jedoch nicht. Insbesondere die typischen Parkinson-Zeichen habe ich nicht. Von allen Symptomen beschäftigen mich meine optischen Halluzinationen am intensivsten, schon weil ich Vergleichbares vor der Demenz noch nie hatte. Andere Einschränkungen wie beispielsweise die Gedächtnis- und Konzentrationsprobleme kannte ich früher schon, wenn auch nicht so ausgeprägt wie mit der Demenz. Ich denke, das sind auch die Probleme, die für Gesunde am leichtesten nachzuvollziehen sind. Denn jeder dürfte schon einmal an seinem Gedächtnis gezweifelt oder Schwierigkeiten mit der Konzentrationsfähigkeit erlebt haben. Manchmal reicht bereits eine kurze Nacht nach einer ausgelassenen Feier, um ähnliche Symptome zu empfinden.

Ganz anders verhält es sich für mich mit den Halluzinationen. Ich befürchtete schlicht wahnsinnig zu werden, als ich Ende 2008 erstmals optische Halluzinationen hatte. „Helga, jetzt drehst du durch", sagte ich mir damals und sah mich schon in einer geschlossenen Anstalt. Glücklicherweise kam es aber doch anders. Es fällt mir nicht leicht, Ihnen zu beschreiben, wie ich diese Halluzinationen erlebe. Aber versuchen Sie sich einmal vorzustellen, dass sich in Ihrem Blickfeld, in vielleicht zehn Metern Entfernung, eine Leinwand befindet, auf der ununterbrochen ein Stummfilm abläuft, in dem Sie selbst eine der Hauptrollen spielen. Ich sehe auf dieser

Lewy-Body-Demenz und ihr Verlauf bei mir

Leinwand Szenen aus meinem Leben, die ständig wechseln und in keinerlei Verbindung zueinander stehen. In einem Augenblick sehe ich mich als Kind, dass von meiner Mutter gewickelt wird, und obwohl ich keine Fotografien aus dieser Zeit besitze und eigentlich gar nicht wissen kann, wie ich als Baby ausgesehen habe, bin ich mir sicher, dass ich das Kind auf dem Wickeltisch bin. Im nächsten Moment sehe ich die Konfirmation meines Sohnes, dann bin ich wieder irgendwo in Israel mit meinem Exmann und plötzlich auf einer Konferenz. Und so weiter und so fort. Erfreulicherweise sind alle Szenen, die ich sehe, glücklich. Das heißt, ich sehe niemals Horrorszenen, wie es bei anderen Menschen mit DLB durchaus der Fall sein kann. Auf den Inhalt meines Stummfilms habe ich keinen Einfluss, auch nicht darüber, ob er überhaupt da ist oder nicht. Ich kann mich jedoch entscheiden, ob ich meine Aufmerksamkeit auf den Film lenken will oder ob ich ihn lieber ignoriere. So wie Sie sich auf eine Bewegung am Rande ihres Gesichtsfeldes konzentrieren können. Allerdings hängt meine Fähigkeit, den Film nicht zu beachten, sehr von meiner Tagesform ab. Wenn ich aufgewühlt oder erschöpft bin, drängt sich die Halluzination in den Vordergrund meiner Wahrnehmung. Sie können das ein wenig mit dem Schnarchen Ihres Partners vergleichen. Wenn es Ihnen gut geht und sie ausgeglichen sind, dann können Sie trotz des Schnarchens neben Ihnen einschlafen. Wenn Sie aber dringend Ruhe brauchen, weil Sie ohnehin schon erschöpft sind, ist es schwer, das Störgeräusch auszublenden, und je mehr Sie sich darüber aufregen, desto weniger können Sie es ignorieren. Bis Sie schließlich nur noch das Schnarchen wahrnehmen, das alles andere aus Ihrem Bewusstsein verdrängt. Genauso verhält es sich bei mir mit der optischen Halluzination, wenn ich zu Bett gehe. Insgesamt schlafe ich daher vermutlich zu wenig. Eine Zeitlang habe ich es auf Empfehlung meines Arztes mit Schlafmitteln versucht, was mir beim Einschlafen geholfen hat. Erholsam war der Schlaf jedoch nicht, denn ich war am nächsten Morgen immer wie gerädert. Über die Zeit hin habe ich aber gelernt, mich mit Atem- und Entspannungsübungen so weit herunterzubringen, dass ich leidlich einschlafen kann.

Ein Thema, zu dem ich immer wieder gefragt werde, betrifft die Medikamente, so dass ich es auch hier kurz aufgreifen möchte. Die Frage, ob die Medikamente gegen die demenziellen Symptome, sogenannte Antidementiva, sinnvoll sind oder nicht, ob die Nebenwirkungen die Wirkungen überwiegen oder nicht, wird von den Experten heftig diskutiert. An dieser Debatte kann und möchte ich mich nicht beteiligen. Ich will Ihnen aber nicht verschweigen, dass ich selbst ein solches Medikament nehme. Durch das Präparat, ein Medikamentenpflaster, das ich mir täglich auf die Haut klebe, fühle ich mich wacher und geistig leistungsfähiger. Umgekehrt kommt mir, wenn ich einmal auf das Pflaster verzichte, alles zäh und wie in Zeitlupe vor. Von Nebenwirkungen bin ich, von lästigen Hautreizungen einmal abgesehen, bisher verschont geblieben. Letztlich muss jeder selbst entscheiden, ob ihm ein derartiges Medikament Vorteile bringt oder nicht. Eine pauschale Empfehlung für oder gegen Antidementiva liegt mir jedenfalls fern.

Neben dem Antidementivum nehme ich täglich ein Medikament gegen Depressionen, von dem ich sehr profitiere. Ganz besonders am Anfang der Demenz, auch schon bevor die Diagnose feststand, litt ich unter Depressionen, die sich bei mir einerseits in einer tiefen Traurigkeit äußerten, so dass ich häufig und scheinbar ohne konkreten Anlass in Tränen ausbrach. Andererseits lähmte mich eine bleierne Antriebsschwäche. An manchen Tagen war ich unfähig, mir auch nur einen Kaffee aufzubrühen. Meine Willenskraft reichte selbst für die kleinsten Tätigkeiten nicht aus. Mit Hilfe des Antidepressivums haben sich diese Symptome deutlich gebessert.

Rückblickend bin ich davon überzeugt, dass die Depression einige Symptome der Demenz extrem verstärkt hat. Aufgefallen ist mir das an meinen Sprachkenntnissen. Ende 2008 und auch noch im ersten Halbjahr 2009 war ich nicht in der Lage, Englisch zu sprechen oder auch nur zu verstehen, ganz zu schweigen von meinen Französischkenntnissen. Selbst meine zweite Muttersprache, Rumänisch, stand mir praktisch nicht zur Verfügung. Das verbesserte sich deutlich mit dem Abnehmen der Depression. Die Fähigkeit, zu dolmetschen, habe ich zwar nicht mehr zurückerlangt, ich kann mich jedoch heute ohne Probleme in den Fremdsprachen unterhalten und auch Fachvorträgen folgen. Diese Verbesserung verdanke ich freilich nicht allein den Medikamenten. Es hängt auch viel damit zusammen, dass ich gelernt habe, die Demenz als Teil meines Lebens anzunehmen, und dass meine Zukunftsängste, besonders die finanziellen, mein Denken heute nicht mehr so stark beeinflussen. Ich will hier nichts schönreden. Manches hat sich auch verschlechtert mit der Zeit: Mein Gedächtnis lässt mich häufiger im Stich. Mein Orientierungsvermögen hat deutlich gelitten und es fällt mir immer schwerer, die Halluzinationen zu ignorieren. Auf der anderen Seite habe ich aber Strategien entwickelt, mit denen ich die Defizite teilweise ausgleichen kann.

Wie die Zukunft aussieht, weiß ich nicht. Natürlich kenne ich die Statistiken, die eine durchschnittliche Krankheitsdauer von sieben bis acht Jahren voraussagen. Aber ob diese Statistiken stimmen, ist keineswegs sicher. Ganz abgesehen davon: Welchem Betroffenen helfen solche Statistiken? Woher weiß ich, ob meine Demenz einen durchschnittlichen Verlauf annimmt? Mögen sich die Experten mit derartigen mathematischen Spielereien beschäftigen. Ich jedenfalls habe beschlossen, die Statistiken zu ignorieren. Na ja, so ganz stimmt das nicht, denn eigentlich habe ich mir vorgenommen, es den Statistikern zu zeigen und noch einige Jahrzehnte gut mit meiner Demenz zu leben.

9. Sommer 2009: Ganz unten – und erste Hilfe bei der Alzheimer Gesellschaft

Nach meinem Anruf bei der Alzheimer Gesellschaft München (AGM) machte ich mich gleich am nächsten Tag auf den Weg dorthin, was mich aufgrund meines angeschlagenen Orientierungssinnes einiges an Motivation gekostet hat. Immerhin musste ich mit U-Bahn und Tram quer durch die Stadt fahren, um zur Beratungsstelle zu gelangen. So hatte ich die abstrakte Anfahrtsskizze des Flyers verstanden. Erst nachdem ich mehrere Stunden erfolglos durch die Stadt geirrt war und schließlich verzweifelt erneut bei der Alzheimer Gesellschaft anrief, erfuhr ich, wie die Wegbeschreibung gemeint war: Die Beratungsstelle war entweder mit der U-Bahnlinie 2 oder der Tram 19 zu erreichen. Ich hatte jedoch wie selbstverständlich angenommen, man müsse erst die U-Bahn und dann die Tram besteigen, und so kam es zu meiner unfreiwilligen Stadtrundfahrt.

Endlich in der Beratungsstelle angekommen, empfing mich eine besorgte Mitarbeiterin, Frau Doris Wohlrab, zu der ich ihrer großen Anteilnahme wegen sofort Vertrauen fasste. Frau Wohlrab, von Beruf Gerontologin, arbeitete bei der Alzheimer Gesellschaft als Beraterin für Menschen mit Demenz und deren Angehörige, außerdem leitete sie verschiedene Gruppen und Gesprächskreise.

Mit ihr konnte ich ganz offen über mich, die Veränderungen in meinem Leben und meine Ängste sprechen. Ich hatte Vertrauen zu Frau Wohlrab, die mir geduldig zuhörte und sehr viel über die Bedürfnisse und Problemlagen von jüngeren Menschen mit Demenz zu wissen schien. Einige Zeit später wurde mir bewusst, dass sie auf diesem Gebiet eine ausgewiesene Expertin ist und einen Großteil ihrer Zeit diesem Thema widmet. Mit ihrem feinen Gespür für die Schwierigkeiten der Betroffenen, offen mit ihrer Demenz umzugehen, war sie geradezu prädestiniert für diese Arbeit.

Während unserer ersten Gespräche bat sie mich, meine Unterlagen, das ärztliche Attest und Terminsachen vorzulegen. Ich machte

Ganz unten – und erste Hilfe bei der Alzheimer Gesellschaft

das gern, da ich es alleine gar nicht mehr schaffte, an meine Verpflichtungen zu denken. Wir entschieden gemeinsam, dass ich gleich in eine Gruppe Demenzbetroffener einsteigen sollte, sie hieß TrotzDem – und damit war gemeint: Trotz Demenz! Die Gruppe traf sich immer montags am frühen Abend. Mir gefiel die Idee, andere Betroffene kennen zu lernen. Menschen, mit denen ich offen über meine Probleme würde sprechen können, die mich verstehen und wissen, wovon ich rede, weil sie wahrscheinlich die gleichen Erfahrungen gemacht haben.

Am nächsten Montag machte ich mich sehr zeitig auf den Weg. Aus Erfahrung wusste ich bereits, dass mir Orte und Plätze anders und fremd erschienen, sobald sich die Lichtverhältnisse änderten. Mein Sohn schrieb mir genau auf, an welchen Haltestellen ich ein- und aussteigen musste. Denn obwohl München eine wunderbare Stadt ist, nach einer weiteren Rundfahrt stand mir nicht der Sinn. Jens dachte wohl, ich würde mich bei der AGM ehrenamtlich engagieren, da ich nun regelmäßig in die Beratungsstelle fuhr. Von meiner Diagnose wusste er ja noch nichts. Er wunderte sich lediglich, wie akribisch ich mich immer auf den Montagabend vorbereitete.

Wie ich den Raum mit den anderen Betroffenen das erste Mal betrat, ist mir bis heute bildhaft im Gedächtnis geblieben. Es saßen ältere Damen und Herren an einem langen Tisch, jede, jeder hatte ein Kärtchen mit dem Nachnamen vor sich. Ich nahm neben einer älteren Dame Platz und wartete ganz verunsichert darauf, was jetzt in dieser Gruppe auf mich zukommen würde. Ich beobachtete die anderen. Sie lachten, einige unterhielten sich, es gab Tee und etwas zu knabbern. Alle schienen ganz normal, das Zusammentreffen hatte fast etwas von einem Stammtisch. Dann kamen zwei Sozialpädagoginnen. Eine der beiden, Frau Wohlrab, kannte ich ja schon. Wir begannen mit einer Vorstellungsrunde, in der jeder etwas von sich erzählen sollte. Ich erfuhr von der Familie, von der Rente, von den erwachsenen Kindern und den Enkelkindern der anderen. Während der Gespräche fielen mir ihre Schwächen auf. Ähnlich

Ganz unten – und erste Hilfe bei der Alzheimer Gesellschaft

wie ich selbst antworteten manche nicht auf die gestellte Frage, sondern entgegneten etwas völlig anderes. Bei vielen ergaben sich ungewöhnliche Assoziationen und ihre Worte sagten nicht das aus, was beabsichtigt war. Zwar waren bei den anderen die Symptome, wenn man die Einschränkungen so bezeichnen mag, meist ausgeprägter als bei mir. Dennoch fühlte ich bei den anderen Gruppenteilnehmern die gleiche Hilflosigkeit, die auch mich so oft überkam.

Nach einer Weile kamen weitere Personen zu unserer Gruppe hinzu. Wie selbstverständlich bildeten sich Paare. Und jetzt erst verstand ich die Konzeption der Gruppe. Frau Wohlrab hat mir zwar etwas von zwei parallelen Gruppen erzählt, vermutlich war ich bei unserem ersten Gespräch aber so mit mir und meinen Hoffnungen beschäftigt, dass ich ihr nicht richtig zugehört hatte. Es handelte sich also um zwei Gruppen, die sich zur gleichen Zeit in unterschiedlichen Räumen trafen. In der einen, an der ich teilgenommen hatte, kamen die Betroffenen zusammen. Die andere Gruppe bestand aus deren Angehörigen. Und am Ende der Gruppensitzungen versammelten sich alle in einem Raum.

Nun erfuhr ich, dass Angehörige und Betroffene zum Teil jahrelang schon gemeinsam den Weg gegangen waren, den ihnen die Demenz diktierte. Und dass die Angehörigen sich verpflichtet fühlten und die Betroffenen dankbar waren. „Ja, mein Gott", dachte ich mir, „so darf es dir noch lange nicht ergehen. Du bist doch in einer völlig anderen Situation, deine Sorgen sind ganz andere. Du willst nicht abhängig sein!" Ich setzte mich aufrecht hin und wurde von Minute zu Minute steifer. Mit gemischten Gefühlen fuhr ich nach Hause. Anscheinend war es so: Angehörige und Betroffene gehen einen gemeinsamen Weg. Das Leid schien sie zu verbinden, aber machte es sie auch stark?

Ich besuchte die Gruppe noch einige Wochen, wenngleich ich zunehmend spürte, dass meine Bedürfnisse dort zu kurz kamen. Wie gern hätte ich etwas mit Musik gemacht, vielleicht auch Entspannungsübungen oder etwas Kreatives. Manchmal hätte ich mir

Ganz unten – und erste Hilfe bei der Alzheimer Gesellschaft

eine angenehmere Atmosphäre gewünscht, wenn es so ernst war, so ernst, wie sich das Wort Demenz anhört. Ich suchte etwas, aus dem ich Kraft schöpfen konnte. Besonders deplatziert kam ich mir vor, wenn Angehörigen- und Betroffenen-Gruppe zusammenkamen. Was sollte ich als alleinstehende, für sich selbst sorgende Frau dort? Zumal ich gelegentlich den Eindruck hatte, dass die Angehörigen die Betroffenen nur noch betroffener machten. Mir ist ein älterer Herr in Erinnerung geblieben, der trotz seiner Einschränkungen aufgeschlossen und tatkräftig wirkte, solange wir unter uns waren. Sobald jedoch seine Frau hinzukam, hieß es von ihr: „Vati, das Hemd, Vati, jetzt sitzt du schon wieder so schief. Vati, willst du einen Tee?" Und ich konnte beobachten, wie er förmlich in sich zusammenfiel. Da waren sie also wieder die gutgemeinten Ratschläge der Gesunden, die wissen, was gut für uns ist. Vor lauter Fürsorge waren sie blind und taub gegenüber unserem Wunsch nach Autonomie und Selbstbestimmung. Nicht dass die Ehefrau ihren Mann absichtlich bevormundet hätte, es war ihr Beschützerinstinkt, der sie so handeln ließ. Wir Betroffenen unter uns haben uns darüber oft ausgetauscht, meistens nahmen wir es mit Humor. „Die Gestörten sind doch eigentlich die Angehörigen", witzelten wir, und waren uns einig, dass man die Angehörigen genauso in eine Therapie stecken sollte, wie sie es mit einigen der Betroffenen taten. Jedenfalls ist es leicht, Derartiges im geschützten Raum einer Gruppe zu sagen. Es dem eigenen Angehörigen zu sagen, von dem man vielleicht doch abhängig ist, oder es in die Öffentlichkeit zu tragen, ist eine völlig andere Sache.

Viele der Gruppenteilnehmer waren bereits in Ruhestand gegangen, lange bevor die ersten Symptome bei ihnen auftraten. Durch Rente und Pflegeversicherung war ihre finanzielle Situation geregelt, ihre Existenz war nicht bedroht. Ganz anders ergeht es oft jüngeren Erkrankten, die wie ich mitten aus dem Berufsleben gerissen werden und denen ein steiler sozialer Abstieg droht. Wenngleich ich viele Sorgen und Nöte mit den Älteren teilte, unterschieden sich

Ganz unten – und erste Hilfe bei der Alzheimer Gesellschaft

meine Bedürfnisse doch ganz erheblich. Ich wollte keine Vorträge hören über den Unterschied zwischen Betreuungsverfügung und Generalvollmacht. Schon gar nicht wollte ich verschiedene Wohnformen im Alter kennen lernen oder erfahren, wie man ein gutes Pflegeheim findet. Das alles ist noch viel zu weit weg.

Die TrotzDem-Gruppe ist keine Selbsthilfegruppe im eigentlichen Sinne, sondern vielmehr ein psychoedukatives Seminarangebot. Mit dem Begriff Psychoedukation ist eine Methode verbunden, die bei vielen psychischen Erkrankungen Anwendung findet. Nach dieser soll über die Vermittlung von Fachinformationen und über den gegenseitigen Austausch von Erfahrungen zum Umgang mit der Erkrankung, deren Bewältigung erleichtert werden. Daher war jeder Gruppenabend bei TrotzDem mit einem Thema überschrieben, das während der Sitzung behandelt werden sollte: Diagnose, Medikation, Vorsorgevollmacht und dergleichen mehr. Allerdings wird in München nicht die „reine Lehre" praktiziert. Die vorgesehenen Themen bildeten lediglich einen gewissen Rahmen für die Sitzung, manchmal entwickelten sich die Gespräche aber auch in eine völlig andere Richtung, je nachdem, was den Teilnehmern gerade auf dem Herzen lag. Meist versuchte Frau Wohlrab auch nicht, das Gespräch auf das Thema zurück zu führen, sondern räumte den Anliegen von uns Betroffenen großen Raum ein, was mir sehr entgegen kam. Ich hatte viel zu viel Gesprächsbedarf und auch den Wunsch nach gegenseitigem Austausch und nach gemeinsamen Aktivitäten, als an einem Seminar interessiert zu sein, und ich denke, die anderen empfanden ähnlich.

Die meisten der TrotzDem-Teilnehmer hatten ausgeprägtere Einschränkungen und waren meist auch wesentlich älter als ich. Dennoch versuchte ich immer, etwas aus den Gruppenabenden mitzunehmen und wenn es nur das Lob war, wie stark ich war und wie gut ich meine Situation meisterte.

Nach einigen Wochen suchte ich das Gespräch mit Frau Wohlrab, weil ich mich letztlich nicht richtig aufgehoben fühlte in dieser

Ganz unten – und erste Hilfe bei der Alzheimer Gesellschaft

Gruppe. Sie erklärte mir, dass sie mir dieses Angebot empfohlen hatte, damit ich aus meiner Isolation heraus und mit anderen ins Gespräch kam, die in einer ähnlichen Situation waren. Aber sie bestätigte mir meinen Eindruck, dass ich über die Wochen etwas gefasster geworden war und nicht mehr ganz so tief im Keller der Depression saß. Ihr Vorschlag war daher, in eine andere Gruppe zu wechseln, die bald beginnen sollte. Sie nannte sich DemiL – Demenz mitten im Leben – und war speziell für Menschen mit Demenz unter 65 Jahren gedacht. Das Konzept der Tandem-Gruppe galt auch für dieses Angebot, auch hier trafen sich Angehörige und Betroffene parallel und kamen am Ende der Sitzungen zusammen. Diesen Wermutstropfen wolle ich freilich gerne akzeptieren, wenn sich die Möglichkeit bot, Menschen gleichen Alters zu treffen. Im Nachhinein war das ganz sicher die richtige Entscheidung, denn ich sollte bei DemiL Menschen kennenlernen, mit denen ich heute noch freundschaftlich verbunden bin.

Ich selber fing nun mit den Tabletten und Pflastern an, die mir mein Arzt verschrieben hatte. Ich berichtete ihm auch immer von der Gruppe und von den Verhältnissen, in denen ich inzwischen lebte. Ich fühlte mich von meinem Arzt verstanden. Allmählich kehrten mein Kampfgeist und auch mein Lebensmut zurück. Meine Zukunftsängste, meine Sorge, die Miete zahlen zu können, das Nötigste zum Leben zu haben, bestimmten dennoch zunächst mein Leben. Es begann mein Kampf nicht nur gegen die Symptome dieser ungewöhnlichen Demenz, sondern auch gegen die Mühlen der Bürokratie, letztlich ein Kampf ums schlichte Überleben.

10. Der Kampf gegen die Ämter

Im April 2009 waren meine finanziellen Reserven nahezu aufgebraucht. Mir war seit Monaten klar, dass diese Situation irgendwann eintreten würde, wenn es mir nicht gelänge, wieder in meinem Beruf zu arbeiten. Daran war jedoch nicht zu denken. Unabhängig von meinem lückenhaften Fremdsprachenvokabular und meiner viel zu geringen Konzentrationsspanne, war ich zu sehr damit beschäftigt, die Demenz und meinen Alltag in Einklang zu bringen. Trotz der drohenden finanziellen Katastrophe hatten mich Stolz und Scham bislang davon abgehalten, staatliche Hilfe in Anspruch zu nehmen. Erst auf Frau Wohlrabs geduldiges und langes Zureden hin habe ich mich durchgerungen und die entsprechenden Anträge gestellt.

Da ich immer freiberuflich gearbeitet hatte, hatte ich auch nie Beiträge zur Arbeitslosenversicherung einbezahlt, die ja nur angestellten Arbeitnehmern offensteht. Also konnte ich kein Arbeitslosengeld I beantragen, sondern musste direkt einen Antrag auf Arbeitslosengeld II, besser bekannt als Hartz IV, stellen.

Nachdem ich mich durch die entsprechenden Formulare gearbeitet hatte, erschien ich zu meinem ersten Termin bei der Agentur für Arbeit. Ich spreche hier bewusst von Arbeit, denn diese Formulare sind auch für Gesunde eine Zumutung. Mit einer Demenz haben Sie ohne Hilfe keine Chance. Und ich kann jedem nur raten, für die Bewältigung dieses Antrags Unterstützung von unabhängigen Stellen in Anspruch zu nehmen. Denn Fehler beim Ausfüllen der Antragsformulare können dazuführen, dass Leistungen falsch berechnet oder gar nicht gewährt werden. Zwar kann man wiederum Einspruch gegen den Leistungsbescheid einlegen, was jedoch die Auszahlung der Geldmittel erfahrungsgemäß verzögert.

Während der Sachbearbeiter noch mit den Papieren und seinem PC beschäftigt war, rief mir seine Kollegin zu: „Wir können gleich einen Termin für die Vermittlung ausmachen." Also habe ich mit

Der Kampf gegen die Ämter

der jungen Frau einen Termin für zweieinhalb Wochen später vereinbart, in der Hoffnung, dass ihr Kollege mir bis dahin das Geld für die Miete schon überweisen wird. Dem war aber nicht so, das Geld kam erst im Juni, zwei Monate zu spät. Mein Vermieter hätte mich beinahe aus der Wohnung geschmissen, wenn Frau Wohlrab von der Alzheimer Gesellschaft nicht für mich interveniert hätte.

Am vereinbarten Termin stand ich bei der sogenannten Vermittlerin auf der Matte. Um jeden Zweifel von vornherein auszuschließen, signalisierte ich gleich meine Bereitschaft, im Rahmen meiner Möglichkeiten jede Beschäftigung anzunehmen. „Egal, was Sie haben und sei es auch nur auf 400-Euro-Basis oder von mir aus sogar ein 1-Euro-Job." Ich wies sie darauf hin, dass ich gehandicapt sei, fügte aber hinzu: „Ich bin bereit, für mein Geld zu arbeiten." „Ja, was haben Sie denn?" Und ich antwortete ganz mutig, ohne zu weinen: „Ich weiß nicht, inwieweit Sie medizinisch bewandert sind. Wissen Sie, was Demenz bedeutet?" „Ja, ja, Sie haben Alzheimer", sagte sie. Woraufhin ich entgegnete: „Nein, ich habe nicht Alzheimer. Ich bin noch nicht so alt. Aber ich habe eine Form von Demenz."

Und ich sage Ihnen, sie ist ganz blass geworden und stand dann auf mit den Worten: „Ich geh mal zu meiner Vorgesetzten, die muss ich fragen. So einen Fall hatte ich ja noch nie." Und sie ließ mich da sitzen wie einen Depp und kam nicht wieder. Ich habe daraufhin ihren Kollegen gefragt, was ich machen soll, ob ich gehen oder warten solle. Der wusste aber auch keinen Rat. Also habe ich gewartet. Nach einer Ewigkeit kam sie zurück und meinte: „Bei Ihnen ist das so: Sie müssen zum Gutachter. Und so wie ich das sehe, fallen Sie in eine andere Gruppe. Sie sind ja nicht fähig, mehr als drei Stunden am Tag zu arbeiten."

Ich war wie vor den Kopf gestoßen und sagte: „Aber das weiß ich doch gar nicht, wie viel ich arbeiten kann. Gibt es nicht eine Kollegin, die sich mit Leuten wie mir befasst, die eine neurologische Erkrankung haben? Haben Sie denn gar nichts für mich?"

„Nein", antwortete sie, „ich schicke Sie erst mal zum Gutachter, vorher kann man gar nichts machen." – „Und wovon soll ich leben?" „Der Kollege überweist Ihnen das Geld für die Miete und die 359 Euro Arbeitslosengeld II im Monat."

11. Der Termin beim Gutachter

Die Sachbearbeiterin bei der Agentur für Arbeit hatte ja gesagt, sie könne nichts für mich machen, solange ich nicht beim Gutachter war. Und ich bekam von ihr einen Termin beim Gutachter für den 5. August 2009. Am 4. August jedoch schickte sie mir einen so genannten Vermittlungsvorschlag zu, für eine Tätigkeit, für die ich gar nicht in Frage kam, und obwohl ich noch gar nicht beim Gutachter war. Da habe ich mir gedacht, die ist wohl selbst dement, die Gute. Jedenfalls habe ich darauf überhaupt nicht reagiert.

Der Termin beim Gutachter dauerte fast einen halben Tag. Zunächst gibt man seine Befunde ab, die dann wohl geprüft werden. „Sie haben ja einen Schwerbehindertenausweis, 50 Prozent Schwerbehinderung." „Ja", sagte ich, „das hat aber mit der Demenz nichts zu tun. Das hängt mit einer Krebserkrankung aus dem Jahr 2003 zusammen. Die ist mittlerweile ausgeheilt. In der Zwischenzeit habe ich auch gearbeitet." Dann folgte eine ausführliche Untersuchung des körperlichen und geistigen Gesundheitszustands. Zwischendurch habe ich immer wieder nach den Ergebnissen gefragt, ob ich mich noch in der Norm befände. Eine Antwort erhielt ich jedoch nicht, lediglich den Verweis darauf, dass mir das Gutachten mit der Post zugestellt werden würde. Am Ende der Untersuchungen wurde ich sinngemäß gefragt, was ich beabsichtigte. Woraufhin ich betonte, dass ich arbeiten wollte. Ich wüsste zwar noch nicht was und müsste erst herausfinden, was ich noch leisten könnte. „Aber ich will arbeiten!"

Blauäugig war ich davon ausgegangen, dass bei dem Gutachten ermittelt wird, welche Tätigkeiten mir noch möglich wären und welche Art der Unterstützung in welchem Umfang für mich hilfreich sein könnte. Aber darum geht es überhaupt nicht. Das Gutachten entscheidet schlicht, ob man mehr als drei Stunden am Tag arbeiten kann oder nicht. Denn wer keine drei Stunden am Tag mehr arbeiten kann, gilt als nicht erwerbsfähig und erhält auch

Der Termin beim Gutachter

kein Arbeitslosengeld II mehr, sondern muss Sozialhilfe beantragen. Fördermöglichkeiten oder Rehabilitation wie in meinem Fall spielen anscheinend keine Rolle. Fast zwei Jahre später habe ich einmal einen Arzt auf einer Veranstaltung getroffen, der auch solche Gutachten erstellt. Er hat mir erzählt, dass viele Personen nicht ihre Arbeitsfähigkeit bescheinigt haben wollen, sondern das Gegenteil, damit sie eine Rente oder was auch immer beantragen können. Mir lag der Gedanke an Rente sehr fern. Ich war doch gerade erst 55 Jahre alt.

Irgendwann erhielt ich dann das Gutachten mit der Post und darin stand: „Empfehlung auf volle Erwerbsminderungsrente." Ich sei unfähig, drei Stunden am Tag zu arbeiten. Kurz darauf folgte der Bescheid von der Agentur für Arbeit: Da ich nicht mindestens drei Stunden am Tag arbeiten könne, sei ich nicht erwerbsfähig. Damit wäre man nicht mehr für mich zuständig und würde meine Leistungen einstellen. Unter Umständen bestünde ein Anspruch auf Sozialhilfe, einen entsprechenden Antrag könnte ich bei Frau Lehmann[1] stellen.

Nun gut, als Dolmetscherin würde ich sicher keine drei Stunden am Tag mehr arbeiten können, nicht einmal drei Minuten, um ehrlich zu sein. Aber irgendeine leichte Bürotätigkeit, und sei es nur Rechnungen zu falten und zu kuvertieren, von mir aus auch halbtags, würde doch möglich sein. Aber Fragen der Förderung, das Ausloten der Ressourcen, Vorschläge zur Rehabilitation oder zur Re-Integration in den Arbeitsmarkt waren nicht Gegenstand des gutachterlichen Verfahrens – oder zumindest habe ich nichts davon bemerkt.

Nachdem mir keine Alternative blieb, versuchte ich, diese Frau Lehmann vom Sozialamt telefonisch zu erreichen, aber es war entweder besetzt oder der Anrufbeantworter schaltete sich ein. Auf einen Rückruf hofft man allerdings vergebens. Eine Woche ging das

---
[1] Name geändert.

Der Termin beim Gutachter

so. Schließlich habe ich mich auf den Weg zum Münchner Sozialbürgerhaus gemacht, einem Verwaltungsbollwerk, das anscheinend von Security-Leuten und bewaffneten Polizisten vor den Bedürftigen geschützt werden muss – keine Chance, an der Barriere vorbei zu kommen. Frau Lehmann war demnach nicht nur telefonisch, sondern auch physisch für mich nicht zu erreichen. Mit gnädiger Erlaubnis des grimmigen Empfangspersonals hinterließ ich Frau Lehmann ein paar Zeilen mit der Bitte um einen Rückruf.

Und tatsächlich materialisierte sich Frau Lehmann in Form eines Rückrufs: „Frau Rohra, für Sie kommen jetzt ganz andere Leistungen in Frage. Aber erst mal geht es um das Schonvermögen[2]. Sie haben ja eine Lebensversicherung." Sie fuhr fort mit der Aufforderung, ich müsste diese Lebensversicherung zunächst einmal aufbrauchen. Nur damit Sie keinen falschen Eindruck gewinnen: Mein bescheidener Notgroschen hatte damals einen Wert von rund 3.000 Euro.

Natürlich hätte ich diese Versicherung gekündigt. Allerdings hatte die Sache einen Haken und ich antwortete: „Ja, Frau Lehmann, aber die ist beliehen." „Können Sie das belegen?" Ich sagte: „Wissen Sie, darf ich bitte zu Ihnen ins Büro kommen? Mir fällt es schwer, solche Sachen am Telefon zu erklären."

Damals wie heute fühle ich mich in die Ecke gedrängt und bin wie gelähmt, wenn man mir nicht die Zeit gibt, nachzudenken und ich zack-zack einen komplizierten Sachverhalt erfassen muss. Jedenfalls fügte ich hinzu: „Wissen Sie, ich kann mich so schnell nicht erinnern, aber ich glaube, ich habe Ihrem Kollegen bei der Agentur für Arbeit die ganzen Unterlagen bereits gegeben." „Na gut", erwiderte sie, „kommen Sie vorbei, ich hinterlasse die Anträge." Ich bin dann nochmal zum Sozialbürgerhaus gefahren und wurde, wie erwartet, wieder nicht vorgelassen. Ausgestattet

---

2 Nach dem deutschen Sozialrecht ist das Schonvermögen der Vermögensteil, der nicht zur Sicherung des Lebensunterhaltes verbraucht werden muss.

mit ein paar Blanko-Formularen, die man auch mit der Post hätte schicken können, verließ ich die ungastliche Stätte. Zuhause habe ich alles ausgefüllt und anschließend die Formulare beim Sozialamt abgegeben – erneut mit der Bitte, Frau Lehmann möge mich anrufen, denn sie hatte mich ja wieder nicht empfangen.

Am 7. Oktober erhielt ich ihren Anruf: „Ich habe die Unterlagen von der Versicherung gefunden. Leider muss ich Ihnen mitteilen, dass Sie die 3.000 Euro von der Lebensversicherung verbrauchen müssen, sonst können Sie keine Leistungen bekommen." Ich habe direkt erwidert, dass ich die Lebensversicherung nicht verbrauchen könne, weil die doch beliehen sei. Sie hielt dagegen: „Sie müssen verstehen, dass wir nicht Leute unterstützen können, die Vermögen haben."

Meinen Einwand, dass hier gar kein Vermögen vorläge und dass ich krank sei und mich um meinen autistischen Sohn kümmern müsse, wurde mit der Bemerkung weggewischt: „Das tut nichts zur Sache. Sie können ja Widerspruch einlegen." „Natürlich werde ich Widerspruch einlegen, allerdings schaffe ich das schriftlich nicht. Es heißt doch, man könne den Widerspruch auch zur Niederschrift bei dem Sachbearbeiter aufgeben. Es wäre mir sehr geholfen, wenn ich das so machen könnte." Unter Verdrehung der Rechtslage lautete die Antwort: „Nein, da haben Sie was falsch verstanden. Niederschrift heißt, Sie müssen es aufschreiben und es dann abgeben."

Wieder einmal war es Frau Wohlrab von der Alzheimer Gesellschaft, die mich auffing und mir neue Wege eröffnete. Sie hatte kürzlich auf einer Fortbildung eine Dame vom Integrationsfachdienst kennen gelernt, einer Behörde, deren vornehmliche Aufgabe die Integration und Unterstützung von Menschen mit Behinderungen ist. Obgleich in der Zwischenzeit mein Bedarf an Behördengängen gedeckt war, vereinbarten wir einen Termin beim Integrationsfachdienst, andernfalls wäre die Widerspruchsfrist abgelaufen.

Wie bei allen anderen Stellen, die ich bisher aufgesucht hatte, muss sich auch diese Sachbearbeiterin nach dem „Grüß Gott"

Der Termin beim Gutachter

folgende zwei Fragen gestellt haben: Erstens, bin ich überhaupt zuständig? Und zweitens, wie kann ich den Fall abrechnen? An mich gerichtet hörte sich das etwa so an: „Geben Sie mal alles her, was Sie so haben, Ausweis, Schwerbehinderten-Ausweis. Haben Sie eine Kundennummer bei der Agentur für Arbeit? Ich muss Sie erst mal aufnehmen." Mit meinen Papieren verschwand sie hinter ihrem Bildschirm und ließ mich in der Ecke sitzen. Genüsslich Kaffee schlürfend zelebrierte sie eine Orgie des Papierraschelns und Tastaturklapperns. Kommunikation in Form von Fragen nach meinen Bedürfnissen oder Anliegen war wohl zunächst nicht vorgesehen. „Egal, Hauptsache, sie hilft mir jetzt", dachte ich, aber Hilfe war nicht in Sicht.

Im Anschluss an das bürokratische Vorspiel durfte ich meine Geschichte vortragen. Kaum hatte ich geendet, entfuhr ihr, wild gestikulierend: „Damit müssen Sie an die Presse. Na so ein Fall. Das hab ich noch nie gehabt!" Ich habe sie unterbrochen: „Presse? Ich will nicht an die Presse. Wissen Sie, was ich möchte? Ich möchte, dass Sie mir helfen, irgendwo drei Stunden am Tag unterzukommen. Ich will noch nicht in Rente gehen." Doch keine Frage danach, was ich machen könnte oder was ich machen wollte, nur die lapidare Auskunft: „Eigentlich ist das sehr schwer mit der Integration. Es gibt nichts. Wir haben eine Wirtschaftskrise. Und warum wollen Sie das denn überhaupt?" Worauf ich entgegnete: „Ich fühle mich noch zu jung. Ich habe doch noch Ressourcen und ich will meinem Leben einen Sinn geben." Die Reaktion war niederschmetternd: „Arbeiten Sie halt als Ehrenamtliche. Da kriegen Sie zwar nur einen Kaffee, aber Sie haben Ihren Sinn." „Aber ich muss doch von etwas leben. Sehen Sie mal, ich habe doch schon einen Bescheid vom Sozialamt, dass ich nichts mehr kriege." Darauf sie: „Ja, da gebe ich Ihnen einen Rat. Sie müssen sich einen Anwalt nehmen. Einen, der Sie im Bereich Sozialrecht vertritt." „Aha, Sozialrecht also, und wo gehe ich da hin?" „Das kann ich Ihnen nicht genau sagen, aber Sie müssen zum Sozialgericht. Ich bin nur für die berufliche

Der Termin beim Gutachter

Integration zuständig", meinte sie, „und Frau Rohra – Sie sagen mir dann Bescheid, was Sie erreicht haben." Sie gab mir ihr Kärtchen zum Abschied.

So etwas nennt sich Integrationsfachkraft. Mit der Hoffnung auf Hilfe war ich dorthin gegangen, aber außer der Empfehlung, ich solle zum Sozialgericht gehen und mich an die Presse wenden, war nichts dabei herausgekommen. Frustriert habe ich den ganzen Heimweg lang geheult und gefleht: „Lieber Gott, gib mir die Kraft, dass ich meine Gedanken sammle, dass ich einen Widerspruch beim Sozialamt hinbekomme. Die schmeißen mich sonst aus der Wohnung."

Mit Unterstützung von Frau Wohlrab war es im Spätherbst 2009 dann glücklich vollbracht, und die positiven Bescheide vom Sozialamt und auch von der Rentenversicherung gingen bei mir ein. Von nun an bezog ich, unwiderruflich, eine volle Erwerbsminderungsrente mit der Möglichkeit, 400 Euro im Monat anrechnungsfrei hinzuverdienen zu können. Der Rentenbescheid gilt bis heute. Eine Unterstützung bei der Suche nach einer Hinzuverdienstmöglichkeit oder eine Integrationshilfe, die Menschen mit Behinderungen eigentlich zusteht, wurden mir bis heute weder angeboten noch gewährt. Ob das je gelingen wird? Ich glaube es nicht!

12. Herbst und Winter 2009: Helen Merlin, „Ich spreche für mich selbst"

Im Juli 2009 kamen zwei Herren, die für eine Organisation namens *Demenz Support Stuttgart* arbeiteten in unsere DemiL-Gruppe, um für einen Artikel zu recherchieren, der in der Zeitschrift *demenz. DAS MAGZIN* erscheinen sollte, das sie herausgaben. Sie fragten uns Gruppenmitglieder zum Beispiel, wann und wie wir die ersten Symptome wahrgenommen hatten, wie es zur Diagnose kam und wie unser Leben seitdem verlaufen sei. Ich erinnere mich noch gut an dieses Interview, weil es das erste Mal war, dass ich öffentlich über meine Demenz sprach. Ich bestand darauf, nicht mit Namen genannt zu werden, und ich erzählte, wie ich wegen der Demenz meine Arbeit verloren hatte und dass das Arbeitsamt auf Menschen wie mich nicht vorbereitet sei. Es sprudelte einfach so aus mir heraus: mein Unmut über die Behörden, das Gefühl, der Situation hilflos ausgeliefert zu sein, und auch meine Angst vor der Zukunft. Während ich meine Geschichte erzählte, brach ich immer wieder in Tränen aus, so dass ich am Ende des Gesprächs völlig geschafft war. Die beiden Herren gaben jedem von uns anschließend ein Exemplar des Magazins. Meines habe ich unbesehen eingesteckt und mit nach Hause genommen. Erst einige Tage später nahm ich es zur Hand, begann, darin zu blättern, und las schließlich das ganze Heft von vorne bis hinten. Obwohl sich viele Artikel nicht mit der Situation von Frühbetroffenen befassten (es ging auch um Probleme späterer Phasen der Demenz) fand ich das Magazin interessant. Die Zeitschrift richtete sich nicht nur an Pflegekräfte, sondern eben auch an Betroffene. Es sollte doch möglich sein, dachte ich, ebenso auf die spezielle Lage von Frühbetroffenen aufmerksam zu machen. Vielleicht könnte ich darüber auch andere Personen kennen lernen, die wie ich alleinstehend waren, mit den Behörden im Dauerclinch lagen und das Gefühl hatten, noch etwas Sinnvolles tun zu können.

Helen Merlin, „Ich spreche für mich selbst"

Im Oktober 2009 wurde ich erneut gefragt, ob ich bereit wäre, meine Geschichte zu erzählen. Diesmal ging es um ein Buch, in dem ausschließlich Menschen mit Demenz zu Wort kommen sollten. Die Idee gefiel mir. Ich sah darin die Gelegenheit, einer breiten Öffentlichkeit von meiner Situation zu berichten und damit stellvertretend für all jene zu sprechen, die in einer ähnlichen Lage waren wie ich. Allerdings kamen mir auch Bedenken. Würde ich es schaffen, einen längeren Text zu schreiben und wäre ich dem emotional gewachsen? Wie wäre es um meine Anonymität bestellt? Es sollte ja nicht jeder in meinem Umfeld wissen, dass ich Demenz habe. Wie sich zeigen sollte, waren diese Bedenken unbegründet.

Am 22. Oktober 2009 besuchte mich Falko Piest in München, mit dessen Unterstützung ich später auch dieses Buch schreiben sollte, um sich meine Geschichte anzuhören. Das Schreiben würde er übernehmen, ich sollte einfach nur erzählen, während ein Tonband alles aufzeichnete. Anfang November erhielt ich dann die Niederschrift von ihm per E-Mail und konnte meine Anmerkungen und Änderungswünsche entsprechend einbringen. So ging das ein paar Mal hin und her, bis schließlich mein Kapitel für das Buch *Ich spreche für mich selbst: Menschen mit Demenz melden sich zu Wort* fertig war. Wie einige andere Betroffene in dem Buch habe auch ich meinen wahre Identität verschwiegen und veröffentlichte meine Geschichte unter dem Namen Helen Merlin. Es sollten noch zwei Monate vergehen, bis ich dieses Pseudonym ablegte.

Über dieses Projekt kam mir erstmals der Gedanke, dass sich hier ein mögliches Betätigungsfeld für die Zukunft auftat. Ich hatte mir ein neues Expertenwissen erarbeitet – die Bewältigung der Demenz und der Herausforderungen, die damit einhergehen. Konnte ich mich nicht mit diesen Erfahrungen irgendwo einbringen? Tatsächlich erhielt ich im Dezember 2009 die erste Gelegenheit dazu. Die Deutsche Alzheimer Gesellschaft hatte in Kassel zu einem bundesweiten Austauschtreffen für Menschen eingeladen, die Gruppen von Frühbetroffenen leiteten. Unsere Gruppenleitung,

Helen Merlin, „Ich spreche für mich selbst"

Frau Wohlrab, fragte, wer von uns Betroffenen sie dahin begleiten wollte. Ein „Kollege" und ich erklärten uns sofort bereit, in Kassel die Sicht der Betroffenen zu vertreten und von unseren Erfahrungen zu berichten.

Die einzelnen Tagesordnungspunkte habe ich nicht behalten. Mir sind aber einige Begegnungen im Gedächtnis geblieben. Etwa die warmherzige Begrüßung von Sylvia Kern, der Geschäftsführerin der Alzheimer Gesellschaft Baden-Württemberg, die uns mit den Worten empfing, sie fühle sich geehrt und freue sich, dass auch Betroffene an diesem Treffen teilnähmen, und uns für unser Kommen dankte. Das hat mich sehr berührt. Vielleicht werden solche Sätze ja immer gesagt. Für mich aber waren diese Worte etwas ganz Besonderes, die mich in dem Moment sehr aufbauten. Ich saß unter lauter Experten, Psychologen und Sozialpädagogen. Erst im Verlauf der Tagung habe ich mich überwunden, mit eigenen Wortmeldungen zur Diskussion beizutragen. Nur beim Mittagessen entstand eine etwas unangenehme Situation, als mir zwei Teilnehmerinnen der Tagung unbedingt am Salatbüfett helfen wollten. Ich kam mir etwas überbehütet vor, zumal ich nicht um Hilfe gebeten hatte und nicht im Mindesten überfordert war. Heute begegne ich solchen Übergriffen mit mehr Verständnis und Humor. Damals fühlte ich mich gedemütigt, wenn man mir Fähigkeiten von vornherein absprach.

Am 8. Januar 2010 führte eine Journalistin vom SPIEGEL ein Interview mit Mitgliedern unserer DemiL-Gruppe, das in einem Sonderheft zum Thema Demenz veröffentlicht werden sollte. Es fiel mir nun zwar schon wesentlich leichter, Fremden von meiner Demenz zu erzählen, dennoch wollte ich auch in diesem Artikel nur als „Helen Merlin" auftauchen. Ich ahnte nicht, dass ich bei Erscheinen des Sonderheftes mein Pseudonym bereits abgelegt hatte.

13. Scham oder die Schwierigkeit, offen mit den Symptomen umzugehen

Ganz nüchtern betrachtet ist eine Demenz nichts, wofür man sich schämen müsste. Jeder kann eine Demenz bekommen, unverschuldet und schicksalhaft. Auch die Symptome und Ausfallerscheinungen, die mit der Behinderung einhergehen, entziehen sich dem persönlichen Einfluss. Man kann einfach nichts dafür, wenn man Termine, Orte, Personen vergisst oder wenn man urplötzlich die Orientierung verliert. Trotzdem fühlen sich Betroffene oftmals schuldig, wenn sie nicht mehr so funktionieren, wie sie selbst oder andere es von ihnen gewohnt sind. Auch mir erging das so. Erst allmählich habe ich begriffen, dass meine Defizite nicht die Folge meines Versagens oder meiner mangelnden Disziplin sind, sondern Auswirkungen der Demenz. Zu dieser Einsicht hat die Diagnose einen Gutteil beigetragen.

Als ich die ersten Symptome bemerkte, Vergesslichkeit, Konzentrationsschwäche, Sprachprobleme, sagte ich mir selbst: „Helga, jetzt reiß dich zusammen!" Ich war immer sehr ehrgeizig gewesen, habe gern und viel gearbeitet. Ich konnte es nicht ertragen, derart unfähig zu sein und setzte mich selbst unter Druck. Zu der Zeit hatte ich niemanden, mit dem ich hätte offen über meine Schwierigkeiten sprechen können. Mein Sohn stand damals vor dem Abitur und ich war mir sicher, dass er das Abitur nicht schaffte, wenn ich mich ihm offenbaren würde.

Meinen Auftraggebern und Kunden gegenüber wollte ich mich nicht erklären, weil das ganz sicher meiner Reputation geschadet hätte. Niemand durfte erfahren, dass aus der resoluten Freiberuflerin, die ihr Leben im Griff hatte, ein solches Wrack geworden war.

Ich hätte mich natürlich an Freunde, Nachbarn und Bekannte wenden können. Aber vielleicht hätte Jens dann von Dritten etwas über meine Sorgen erfahren. Das wollte ich unbedingt vermeiden. Was ich jedoch ungleich mehr fürchtete als Indiskretion, waren

Scham oder der schwierige Umgang mit den Symptomen

gute Ratschläge. Ich setzte mich selbst bereits genug unter Druck, mehr hätte ich bestimmt nicht ertragen.

Als ich dann schließlich Anfang 2009 die Diagnose Lewy-Body-Demenz erhielt, fiel mir zuerst sprichwörtlich der Himmel auf den Kopf. Ich befürchtete, dass sich meine Einschränkungen nun weiter verschlimmern würden, was nebenbei bemerkt nicht den Tatsachen entsprach, aber dazu später mehr. Andererseits entlastete mich die Diagnose auch. Ich wusste jetzt, meine Probleme lagen nicht an meiner mangelnden Disziplin, sondern waren Folgen der Demenz. Das Reiß-Dich-mal-zusammen-Männchen in meinem Kopf wurde leiser, bis es schließlich verstummte.

Auch nach der Diagnose wollte ich mein Umfeld zunächst nicht informieren. Jens würde bis Juni 2009 an seinem Abitur werkeln. Auch meine Freunde ließ ich weiterhin im Unklaren, nicht nur um Jens' willen: Ich hätte gar nicht gewusst, wie ich ihnen das sagen sollte. Einfach gerade heraus: „Du, ich habe da eine Diagnose bekommen, ich bin dement." Bei dem Wort Demenz denken doch die meisten sofort an weit fortgeschrittene, demenzielle Veränderungen. Mit diesen Bildern von Pflege und Hilflosigkeit wollte ich aber nicht in Verbindung gebracht werden. Ich wollte nicht bemitleidet werden. Ich wollte nicht hören: „Ach, du Arme!"

So viele Schwierigkeiten hatte ich schon überwunden in meinem Leben. Ich hatte das Gefühl, dass Mitleid mir den Glauben an mich selbst genommen hätte. Ich bin ja noch so jung und auch Pflegebedürftigkeit ist für mich noch gar kein Thema. Ich will wie ein ganz normaler Mensch meines Alters behandelt werden. Das habe ich meinen Freunden damals nicht zugetraut.

14. Januar 2010: Stimmig! –
Ich trete aus dem Schatten

Die Konferenz, die am 28. und 29. Januar 2010 stattfand, trug den Titel „Stimmig! Menschen mit Demenz bringen sich ein". Dort sollten Menschen mit Demenz auf der Bühne über ihre Erfahrungen berichten. Christian Zimmermann aus unserer Gruppe hatte die Schirmherrschaft übernommen. Richard Taylor, ein Alzheimer-Betroffener aus den USA, würde einen Vortrag halten. Und James McKillop, auch er ein Demenz-Betroffener, hatte zugesagt, über seine Arbeit bei der *Scottish Dementia Working Group* zu berichten. Ich freute mich sehr auf diese Veranstaltung, und so erging es auch allen anderen Gruppenmitgliedern, die teilweise zusammen mit ihren Partnern nach Stuttgart reisen wollten. Schon Wochen zuvor beschäftigte ich mich mit der Konferenz, viele Beiträge würden in englischer Sprache sein. Sicher gab es die Möglichkeit, der Simultanübersetzung über Kopfhörer zu folgen, ich wollte das Gesprochene aber unbedingt im Original hören. Ich war richtig aufgeregt: „Werde ich die englischsprachigen Gäste verstehen? Kann ich mich vielleicht sogar mit ihnen auf Englisch unterhalten?" Seit mehr als 18 Monaten hatte ich nicht mehr als Dolmetscherin gearbeitet, was war von meinem Wortschatz noch übrig?

Als ich das Konferenzzentrum betrat, fühlte ich mich an alte Zeiten erinnert. Wie oft hatte ich doch auf Konferenzen gedolmetscht? Das Abholen der Tagungsmappe, das Namensschild ans Revers heften, die angeregten Gespräche der Konferenzteilnehmer beim Kaffee. Die Konferenz begann mit einem Song, der mich sehr bewegte und sofort gute Stimmung aufkommen ließ. Wochen später habe ich den Song in einem Musikgeschäft wieder gehört und den Verkäufer danach gefragt. Der antwortete: „Ach, das ist schon uralt. Das ist *Walk of life* von den Dire Straits." Ganz gleich wie alt, ich habe mir die CD gekauft, und wenn es mir schlecht geht, ist das wirklich schöne Gute-Laune-Musik.

Nachdem Christian Zimmermann als Schirmherr die Konferenz eröffnet hatte, folgte als einer der Beiträge James McKillop mit seinem Bericht über die Arbeit von Menschen mit Demenz in Schottland. Ich war tief beeindruckt und sagte mir: „So etwas wie die *Scottish Dementia Working Group* brauchen wir auch in Deutschland. Eine Organisation von Betroffenen für Betroffene, in die jeder einbringt, was er noch kann." Am meisten überrascht hat mich, dass ich James trotz seines schottischen Akzentes gut folgen konnte. Sie können sich nicht vorstellen, welchen Auftrieb mir das gab. Ich konnte es noch, die Fremdsprache war noch da, so ganz vertrottelt war ich also noch nicht. Etwas wehmütig blickte ich zwar zum anderen Ende des Saals, wo sich die Dolmetscherkabinen befanden, in denen meine Kolleginnen übersetzten. Aber den Anflug von Traurigkeit verscheuchte ich schnell wieder: Ich saß schließlich in der ersten Reihe dieser Konferenz. Zu meiner Rechten saß Dr. Peter Whitehouse, ein Professor und weltweit angesehener Experte aus den USA, der mir am nächsten Tag sehr charmant ein Kompliment machte, das mich damals wie heute an meine Stärken glauben lässt: „Helga, you are doing a great job. You are simply brilliant." Gesagt hat er das nach meinem ersten öffentlichen Auftritt.

Wie es zu diesem Auftritt kam, ist schnell erzählt. Am zweiten Tag der Veranstaltung fand ein Workshop zum Thema „Gruppen für Menschen mit Demenz" statt. Drei Gruppenleiterinnen, darunter auch unsere Frau Wohlrab, sollten ihre Konzepte vorstellen und das Besondere an ihrem Ansatz beschreiben. Falko Piest, der den Workshop moderierte, hatte mich am Morgen gefragt, ob ich nicht aus Betroffenensicht etwas zu den Vorzügen unserer Gruppe sagen wollte. Da die Veranstaltung gefilmt würde, würde es aber keinen Sinn machen, unter Pseudonym aufzutreten – ob ich bereit wäre, auf den Schutz der Anonymität zu verzichten. Unter dem Eindruck des Vortages und in dem Bewusstsein, dass ich noch viele Ressourcen hatte – selbst meine Sprachkenntnisse waren ja noch leidlich

Stimmig! – Ich trete aus dem Schatten

vorhanden –, sagte ich zu. Und so bin ich als Helga Rohra heraus aus dem Schatten ins Rampenlicht getreten.

Ich habe ordentlich Applaus für meinen Beitrag erhalten. Viele Konferenzteilnehmer kamen nachher auf mich zu, beglückwünschten mich und ermutigten mich, weiterzumachen. Seit diesem Tag gehe ich offen mit meiner Demenz um, das Pseudonym Helen Merlin hat ausgedient. Das Buch mit meinem Beitrag darin wurde während der Veranstaltung präsentiert, und ich habe es ein bisschen bedauert, erklären zu müssen: „Helen Merlin, das bin ich." Zu dem Zeitpunkt, als der Text entstand, hatte ich mir noch nicht vorstellen können, je öffentlich auf einer Bühne zu stehen und über meine Erlebnisse im Zusammenhang mit der Demenz zu sprechen. In den letzten Monaten war also einiges in meinem Leben ungeheuer in Bewegung geraten.

Bereut habe ich mein Outing nie. Im Gegenteil, ich lebe seitdem wesentlich freier. Mein Versteckspiel kostete ja unheimlich viel Kraft. Auch meinem Sohn, der in Stuttgart nicht dabei gewesen war, habe ich schließlich nach dieser Erfahrung alles erzählen können. Er hat es besser aufgenommen, als ich es ihm zugetraut hatte.

Mein Auftritt bei „Stimmig!" war ein Wendepunkt für mich: Hatte ich seit einigen Monaten vage mit dem Gedanken gespielt, mich der Sache von uns Menschen mit Demenz zu widmen, so wollte ich mich nun konkret darum bemühen, unsere Anliegen voranzutreiben. Noch am selben Tag sprach ich Frau Wohlrab an, die unsere DemiL-Gruppe aus München begleitet hatte, und fragte, welche Möglichkeiten sie für mich sehe. Sie wies mich auf die im März bevorstehenden Vorstandswahlen der Alzheimer Gesellschaft München hin. Dort könne ich ja kandidieren. Ich dachte erst, das sei ein Scherz. Aber es war ihr voller Ernst, weil sie an meinen Fähigkeiten für dieses Amt nicht zweifelte. „Ja, warum eigentlich nicht?", sagte ich mir und teilte noch am gleichen Abend der damaligen Vorsitzenden der Alzheimer Gesellschaft, die ebenfalls mit auf den Kongress gefahren war, meine Pläne mit. Ausgelassen feierte unsere Gruppe, und ganz besonders ich, diesen Abend an der Hotelbar bis in die späten Abend- oder gar Morgenstunden hinein. Tatsächlich begann nun ein Lebensabschnitt, den ich vor Kurzem noch für unvorstellbar gehalten hätte.

15. März 2010: Thessaloniki – Auf eigene Faust

Bei der Veranstaltung in Stuttgart waren viele Experten, Journalisten und auch Funktionäre auf mich aufmerksam geworden. So kam es, dass ich von der Deutschen Alzheimer Gesellschaft gefragt wurde, ob ich nicht zum Kongress von *Alzheimer's Disease International* (ADI) nach Thessaloniki, Griechenland, fahren wollte. Zunächst war ich skeptisch, aber nachdem ich im Programm gelesen hatte, dass auch Betroffene aus anderen Ländern kommen würden, habe ich mir ein Herz gefasst. Allerdings bestand zunächst eine gewisse Unsicherheit im Hinblick auf die Modalitäten der Teilnahme. Die Alzheimer Gesellschaft hatte signalisiert, dass man die Reise- und Hotelkosten übernehmen würde, die Belege sollte ich hinterher einreichen. Wenn man aber wie ich auf Grundsicherung angewiesen ist, reißen ein paar Hundert Euro, die man für Flug und Hotel vorstreckt, sogleich ein riesiges Loch in die Haushaltskasse. Offensichtlich bestand jedoch keine Möglichkeit, in der Kürze der Zeit ein Hotel für mich zu arrangieren. Nach einigem Hin und Her entschloss ich mich, in den sauren Apfel zu beißen und bat Jens, mir ein günstiges Hotel zu buchen. Den Flug wiederum hat ADI für mich gebucht. Ich bekam ein Formular per E-Mail zugesandt, das ich ausdrucken, ausfüllen, unterschreiben, einscannen und zurückmailen musste. Eine einfache E-Mail kann ich schreiben. Eine Datei anhängen, gelingt mir nicht, ganz zu schweigen vom Ausfüllen und Einscannen eines Formulars. ADI ging einfach davon aus, wie viele andere Verbände auch, dass wir Betroffene einen „Carer", einen Kümmerer, haben, der solche Sachen für uns erledigt. Mir wäre es lieber, wenn solche Verfahren leichter zu handhaben wären. Jens hilft mir gerne, keine Frage, trotzdem fühle ich mich in so einer Situation benachteiligt. Da ist von der oft beschworenen Niedrigschwelligkeit nicht mehr viel zu spüren. Das gilt ja nicht nur in meinem Fall. Heutzutage werden

PC-Kenntnisse und ein Internetzugang stillschweigend vorausgesetzt. Wer die nicht vorweisen kann, hat ein Problem – mit oder ohne Demenz. Meiner Meinung nach sind auch hier die Alzheimer-Verbände gefordert, Barrieren konsequent abzubauen – auch in den eigenen Organisationen.

Wenige Tage vor meiner Abreise nach Griechenland hatte ich begonnen, meine Erlebnisse als „Demenz-Aktivistin" in einem Tagebuch aufzuschreiben. Hier ein kurzer Auszug daraus:

8.3.2010 – Vorabend vor der Abreise nach Thessaloniki
Die paar Tage vor dem Abflug waren aufregend. Ich wunderte mich über meinen eigenen Mut – allein zum Flughafen München – einchecken – ankommen – Hotel finden. Sorgen bereitete mir vor allem der Aspekt Orientierung. Aber die Vorfreude auf Begegnungen mit Betroffenen – dabei zu sein bei wesentlichen Besprechungen/Meetings im Kongress – war stärker. Ich wollte auch für mich wissen: Was schaffst du noch allein – ohne Hilfe? Eine Herausforderung an mich, an mein Gedächtnis.
Die Begegnung mit der „Alzheimer-Familie" – meiner Gruppe – am Vorabend tat gut. Wieder dieses Gefühl der Zusammengehörigkeit. Wie viel Wärme schon in der Verabschiedung herüberkam. Und ich wusste wieder: Diese Menschen geben mir Kraft zu kämpfen. Für uns alle erhebe ich die Stimme. Ich erzählte auch von meinem Bestreben, mich politisch zu engagieren – berichtete von meiner Identifikation mit meinem Namen. Ich fühlte, es tut mir gut, mich wieder zu bekennen. Und ganz aufgeregt versuchte ich einige Stunden zu ruhen.

9.3.2010 – 1. Tag
Eine Stunde vor Verlassen der Wohnung sagte mir meine Freundin, dass sie mich doch nicht zum Flughafen begleiten kann. Nein, es gab keine Panik in mir, der Gedanke: Trotzdem findest du alles. Du musst dir viel Zeit lassen, gelassen sein. Also startete

ich Stunden im Voraus. Das Ticket buchte ich online und es wird erwartet, dass der Passagier auch alleine eincheckt. Da war ich natürlich überfordert und richtete mich brav an den Counter. Ich bat, dass mir geholfen würde und erlebte ein sehr freundliches Personal. Mit Bordkarte machte ich mich auf den Weg zum Gate. Da nirgends mein Pass verlangt wurde, suchte ich schon etwas verunsichert mein Gate. Es galt, Pfeilen über Pfeilen zu folgen. Ich ging zum Teil im Kreis, aber schließlich sah ich meinen Wartebereich für den Flug nach Thessaloniki. Nun hatte ich noch immer eine Stunde Zeit. Also ging ich eben den ganzen Weg des Pfeildschungels wieder zurück, um mir einen Kaffee zu gönnen. Es sollte ein niveauvoller Start für mich werden. Ich genoss es und saß pünktlich beim Abflug in der Halle. Es folgte dieser Weg mit der Masse Richtung Bus, der uns zur Gangway fuhr. Ich war ruhig und gelassen. Erhaschte Wortfetzen über die Tagung. Wahrscheinlich Ärzte, Pharmareferenten. Ich hörte mit und wartete auf den Moment, um mich elegant ins Gespräch zu mischen. Dieser kam auch bald. Da ich ja leider nicht zum medizinischen Kreis gehörte, wurde ich als überfordert für die Tagung abgestempelt. Die Unwissenheit dieser Berufsgruppe und nach einem Carer für mich zu fragen, übertraf die Geschmacklosigkeit. Ich hoffte aber trotzdem, dass sie mir beim Eintreffen am Flughafen Thessaloniki anbieten würden, zusammen ins City Center mit ihrem Taxi zu fahren.

Wir haben noch einen langen Weg zu gehen – zuerst müssen die, die uns behandeln, sensibilisiert werden für unsere Bedürfnisse und dann der kleine Mann auf der Straße.

Angekommen am Flughafen Thessaloniki ging ich zuerst mit meiner Reisetasche zu Lost and Found. Da fühlte ich mich gut aufgehoben, was sich auch bestätigte. Die freundliche Dame schrieb mir alles auf, wie ich zu meinem Hotel mit dem Bus komme. Das Ticket für 0,50 € holte ich mir selbst. Bald stellte ich fest, dass Straßennamen nur auf Griechisch erscheinen. Ja, wo bin ich denn? Ein junger Mann, ein Blickkontakt. Der muss doch Englisch sprechen

– es war ein Volltreffer. Er drängte sich sogar in der Menschenmasse nach vorn zum Fahrer und wieder zurück, um mich präzise zu informieren.
Gesagt, getan. Nun musste ich noch einige Meter zu Fuß marschieren. Keine lateinischen Schilder und keine Hausnummern. Ja, wie abenteuerlich. Nun, es war ja hell, und solange ich fragen kann ... Eine Dame brachte mich, trotz Umweg für sie, bis vor das Hotel. Nun kam das Check-in. Ich erhielt zwei Karten/Chips und drei Fernbedienungen.
Es ging schon damit los, dass ich meine Tür nicht aufbekam. Aber das Zimmermädchen geisterte herum und schloss mir auf. Es war stockfinster. Es hieß, mit der einen Karte wird der Strom aktiviert. Aber wo hinein damit? Ich musste selbst lachen – wieder holte ich das Mädchen und ließ mir alles erklären, auch die Fernbedienungen. Einen Euro für sie war es mir wert.
Schnell auspacken und hinaus in die kühle Wintersonne. Es sind 4° C.
Ich will den Weg zum Kongress-Gebäude gehen. Ich habe eine Karte in der Hand. Der Weg führt immer geradeaus – allerdings an die sechs Kilometer. Und die Karte wurde zu einem Zeitpunkt gedruckt, als diese ganzen Bauarbeiten, Straßensperrungen, Umwege noch nicht waren. Nun heißt es, große Bogen machen. Nach einem Weg von fünf Stunden bin ich schon so erschöpft, dass ich nicht mehr das Kongress-Gebäude suchen kann. Bus kommt auch keiner. Würde gern mich etwas stärken und etwas essen. Aber nur Straßenhändler und Kleidermärkte. Wo sind die Cafés, Tavernas?
Es wird dunkel, und ich muss meinen Weg finden. Den gleichen zurück, nur auf der anderen Straßenseite. Und jetzt ist es da: Nein, ich war noch nie in dieser Straße. Ich gehe noch schneller, vielleicht erkenne ich ja was. Ich gehe sogar an meinem Hotel vorbei. Und nachdem es stockfinster ist und die Straße vor Leuten wimmelt, finde ich nichts mehr. Ich gehe – bin aber innerlich schon

etwas aufgewühlt. Mein Blick fällt in eine beleuchtete Schaufensterscheibe – so totenblass!
Jetzt muss ich mich unbedingt setzen. Ich gehe in eine Bodega – nur Griechen, die etwas trinken. Ich hole mir ein Bier und es gibt auch ein Sandwich – was ich sofort esse. Ein Schluck Bier und mit neuer Zuversicht auf die Straße – ich frage – ich werde bis vor das Hotel gebracht. Und ich wundere mich, wie sensibel der kleine Mann ist. Es ist das Menschliche, die Herzensgüte. Die hat man oder nicht – und die Griechen haben sie. Bevor ich einschlafe, schreibe ich noch diese Zeilen. Es ist mir ein Bedürfnis und ich bin dankbar und stolz auf mich! Morgen, Mittwoch, 10.03., geht es los!

Am Morgen des ersten Konferenztages stand ich mit Sorgen auf, denn dummerweise kannte ich, trotz meiner langen Exkursion am Anreisetag, immer noch nicht den Weg zum Kongress-Zentrum. In einer solchen Situation heißt es offen sein und sich nicht schämen. Im Frühstücksraum des Hotels sah ich ein paar Personen, von denen ich annahm, sie gingen auch zur Konferenz. Also habe ich sie auf Englisch angesprochen: „Are you here for the conference, ADI?" „Oh, yes", antwortete mir ein sehr netter Arzt aus Indien. Wir kamen sofort ins Gespräch über die Themen, die auf der Agenda standen. Irgendwann fragte er mich nach meinem Beruf und ob ich auch Ärztin sei. Ich entgegnete, ich würde mich sehr geschmeichelt fühlen, dass er mich für eine Ärztin hielte, verneinte aber: „Aber nein, ich bin eine Betroffene." Zuerst wollte er mir nicht glauben und meinte, ich würde ihn veralbern. Erst nachdem ich ihm etwas mehr von mir erzählte, war er überzeugt. Wir nahmen dann gemeinsam den Bus zum Tagungsort, und das auch an den folgenden Tagen.

Im März 2011 habe ich Dr. Jacob Roy auf der ADI-Konferenz in Toronto wieder gesehen, als er zum Chairman von ADI gewählt wurde. Er hat sich sofort an mich erinnert und wir haben uns nett ausgetauscht.

Thessaloniki – Auf eigene Faust

Die Konferenz in Thessaloniki fand ich hochinteressant. Freilich konnte ich nicht allen Vorträgen inhaltlich folgen, aber ich versuchte, so viel wie nur irgend möglich mitzunehmen. Schon allein, um mein Englisch zu trainieren. Am meisten hat mich das Treffen mit anderen Betroffenen berührt. Der Veranstalter hatte einen Extraraum organisiert, in dem wir zusammenkamen. Aus den einzelnen Ländern war jeweils ein Vertreter mit Begleitperson, meistens dem Lebenspartner, eingeladen worden. Anfangs kam ich mir ein bisschen verloren vor, weil ich als Einzige aus Deutschland und auch ohne Begleitung angereist war. Aber der Empfang war sehr herzlich und offen, das werde ich nie vergessen. Zu hören, wie die Situation in anderen Ländern ist, welche Initiativen sich dort gegründet haben, hat mich dann auch etwas neidisch gemacht. Was die Teilhabe von Betroffenen anbelangt, ist Deutschland im Vergleich zu vielen anderen Ländern ein Entwicklungsland. Anders als in England zum Beispiel, wo etwa der bekannte englische Fantasy-Autor Terry Pratchett jahrelang öffentlich über seine Demenz gesprochen hat, gibt es in Deutschland noch keine Prominenten, die sich zu ihrer Demenz bekennen und als Botschafter für uns sprechen. Wir bräuchten in Deutschland viel mehr Betroffene, die sich als solche zu erkennen geben. Nur so kann sich das allgemeine Bild von Demenz wandeln.

Nach dem Austausch mit meinen „Brothers and Sisters", wie wir uns in Thessaloniki genannt haben, fuhr ich sehr motiviert nach Deutschland zurück. Es musste doch möglich sein, die Öffentlichkeit hier besser über uns Betroffene aufzuklären. Vielleicht war ich auch übermotiviert, zuhause habe ich jedenfalls die Umhängetasche, die jeder Teilnehmer erhielt, fortan als Handtasche benutzt. Auf der Tasche befindet sich ein großer Schriftzug: „25th International Conference of Alzheimer's Disease International" mit dem Untertitel „Dementia: Making a Difference". Einige Tage nach der Konferenz saß ich mit dieser Tasche in der Münchner U-Bahn, mir gegenüber saßen zwei Damen mittleren Alters. Sie lasen die

Aufschrift und fanden es sooo peinlich, dass ich für die Alzheimer Gesellschaft Werbung machte. Auf meine Frage, was sie daran peinlich fänden oder ob es nicht eher ihre Angst vor dem Begriff wäre, der ihnen Unbehagen breitete, kam prompt die Antwort: „Ich glaube, das sind doch Menschen, die nichts mehr können. Die gepflegt werden müssen." Woraufhin ich erwiderte: „Nicht nur – es gibt auch andere. Wollen Sie mehr darüber erfahren?" Die Dame wehrte sofort ab: „Nein, ich will darüber nicht nachdenken. Eines Tages bin ich es vielleicht selbst." „Ja, vielleicht sind Sie es schon jetzt." Schweigend setzten sich die beiden Frauen von mir weg. „Dementia: Making a difference." Ich stehe zu dem Unterschied. Und ich will den Menschen vermitteln, dass es einen gewaltigen Unterschied gibt zwischen dem, wie wir Betroffene wirklich sind, und dem Bild, das die meisten von uns haben. Das Verhalten der beiden Damen machte mich traurig und wütend zugleich. „Jetzt erst recht", sagte ich mir.

16. Mein Alltag und wie ich ihn bewältige

Die Demenz hält mich immer auf Trab und kein Tag ist wie der andere. An guten Tagen bleibt sie dezent im Hintergrund, lässt mich tun, was ich tun will, und behindert mich nur mäßig. An schlechten Tagen drängt sie sich mit Macht nach vorne und legt mir Steine in den Weg, wo sie nur kann. Sogar im Verlauf eines Tages macht sich die Demenz unterschiedlich stark bemerkbar. Nach dem Aufstehen und während des ganzen Vormittags spüre ich sie sehr. Alles fühlt sich zäh an und selbst die einfachsten Dinge gehen mir furchtbar schlecht von der Hand. Ich stehe in der Küche und will mir einen Kaffee aufbrühen, ich halte die Filtertüte in der Hand und es dauert sehr lange, bis ich mich erinnern kann, wo die nun hinkommt. Das geht so bis ungefähr 12 Uhr. Ab da bin ich fit und erst am späten Nachmittag habe ich einen toten Punkt und werde so müde, dass ich mich manchmal hinlegen muss. Nach einem kurzen Schläfchen bin ich dann wieder auf dem Posten bis kurz nach 20 Uhr. Das ist natürlich ärgerlich, denn ich schaue gerne mal einen Krimi im Fernsehen. Aber nach der ersten halben Stunde habe ich meist vergessen, wie der Film angefangen hat. Zunächst hat mich das ein wenig erschreckt, weil ich glaubte: „Jetzt bist du fortgeschritten, die Frühphase der Demenz ist wohl vorbei." Heute weiß ich, dass solche Schwankungen im Tagesverlauf ganz normal sind für eine Lewy-Body-Demenz und sie ängstigen mich nicht mehr so sehr. Wenn ich mit meinem Sohn gemeinsam einen Tatort schaue, bekomme ich von ihm immer wieder eine Kurzzusammenfassung der letzten halben Stunde und kann so der Handlung gut folgen. Es sei denn, ich nicke zwischendurch ein. Aber das Phänomen „Fernsehschlaf" kennen Sie ja bestimmt auch.

Anschließend bin ich wieder topfit bis zwei, drei Uhr in der Nacht. Das ist eigentlich die Zeit, in der ich mich am besten konzentrieren kann und ich nutze sie gern zum Lesen oder zum Planen der nächsten Tage oder zum Anfertigen kleiner Notizen. Gerade in

Mein Alltag und wie ich ihn bewältige

der Nacht, im Dunkeln, wenn alles etwas ruhiger ist und die Ablenkungen des Alltags mich nicht stören, lässt mich die Demenz eine Zeitlang in Frieden.

Für mich sind feste Abläufe enorm wichtig, und wenn ich meine Aufgaben an meiner täglichen Leistungskurve orientieren kann, geht alles so weit glatt. Das Letzte, was ich brauche, sind Termine am Morgen. Selbst mein Telefon schalte ich morgens aus, um ja nicht gestört zu werden. Auf Vormittagstermine muss ich mich schon am Vorabend akribisch vorbereiten und alles bereitlegen, angefangen bei der Kleidung bis zu irgendwelchen Unterlagen, die ich eventuell mitnehmen muss. Andernfalls würde ich morgens schlicht nichts gebacken kriegen. Aber zu meinem Bedauern richtet sich die Welt nur begrenzt nach meiner inneren Uhr.

Durch die Auseinandersetzung mit meiner Demenz habe ich gelernt, geduldig mit mir selbst zu sein. Es hat freilich einige Zeit gedauert, aber ich gehe heute achtsamer mit meinen Kräften um, lasse mir Zeit und vor allem: Ich gerate nicht mehr in Panik, wenn etwas Unvorhergesehenes passiert. Sie erinnern sich vielleicht an die Episode, wie ich mich in meinem eigenen Keller verlaufen habe und vor Angst fast gestorben wäre. Auch heute noch kommt es vor, dass ich die Orientierung verliere und nicht mehr weiß, wo ich gerade bin. Vor allem, wenn mich etwas beschäftigt oder belastet, Behördentermine zum Beispiel. Da ich auf finanzielle Hilfen angewiesen bin, muss ich regelmäßig ins Sozialbürgerhaus, etwa um darzulegen, ob sich meine Einkommenssituation verändert hat. Eigentlich eine Farce. Was sollte sich schon geändert haben? Dennoch treibt mich jedes Mal die Angst um, man könnte mir Leistungen kürzen, die Miete nicht rechtzeitig überweisen und Ähnliches. Jedenfalls lenken mich solche Gedanken ab, stören meine Routinen und dann passiert es, dass ich mit den U-Bahn-Linien durcheinander komme und plötzlich in die falsche Richtung fahre. Dummerweise fällt mir das nicht sofort auf, ich bin ja mit anderen Gedanken beschäftigt, und es vergehen einige Minuten, bis ich merke:

Mein Alltag und wie ich ihn bewältige

„Diese Haltestellennamen kennst du aber nicht. Wie bist du hier hingekommen? Wo bist du überhaupt?" Früher war das ein Anlass zur Panik. Heute verlasse ich die Bahn an der nächsten Haltestelle, fahre mit der Rolltreppe an die Oberfläche und suche mir erstmal ein Café. Dort setze ich mich hin, trinke ein Tässchen und blende alles um mich herum aus. Sofort merke ich, wie ich ruhiger werde. Nach vielleicht einer halben Stunde bin ich wieder handlungsfähig und dann suche ich mir jemanden, den ich ansprechen und den ich um Hilfe bitten kann. Mit der Zeit entwickelt man einen Blick dafür, welche Personen hilfsbereit sind und welche man besser meidet, und ehrlich gesagt, wurde ich nur selten enttäuscht. Notfalls könnte ich auch meinen Sohn anrufen und ihn bitten, mich abzuholen. Glücklicherweise musste ich von dieser Option noch keinen Gebrauch machen und dennoch gibt mir diese Rettungsleine ein Gefühl von Sicherheit.

Ich verlasse das Haus nie ohne Handy und vereinbare mit Jens auch meist eine Uhrzeit, zu der ich wieder zuhause sein werde. Wenn es dann später wird, ruft er mich an und fragt sehr charmant, ob ich aufgehalten worden sei. So fühle ich mich nicht kontrolliert, habe aber die Gewissheit, dass jemand auf mich aufpasst. Auch eine gute Freundin von mir ist stets sehr besorgt, wenn ich zu besonderen Terminen muss, weil sie weiß, wie es um meinen Orientierungssinn bestellt ist. Sie ist fast etwas zu fürsorglich und will immer ganz genau wissen, wann ich wo sein werde, was ich da mache, ob ich auch alles dabei habe. Ich habe ihr schon mehrfach erklärt, dass ich ihre Fürsorglichkeit sehr zu schätzen weiß, sie mich aber durch ihre Bemühungen einengt, kontrolliert und ein bisschen wie ein kleines Kind behandelt. Dennoch schafft sie es nicht immer, über ihren Schatten zu springen. Mal sehen, ob wir in Zukunft einen Weg finden, der ihre Ängste mindert und mir meine Freiheit lässt.

17. 16. März 2010: Wahl in den Vorstand der Alzheimer Gesellschaft München

Die Alzheimer Gesellschaft München ist 1986 aus einer Angehörigen-Selbsthilfegruppe hervorgegangen. Als erste regionale Alzheimer Gesellschaft war sie Vorreiterin einer Erfolgsgeschichte, in deren Verlauf sich bundesweit über 100 ähnliche Gesellschaften gegründet haben, auf deren Druck hin das Versorgungssystem erheblich verbessert wurde. Alle Alzheimer Gesellschaften verfolgen das Ziel, die Lebenssituation von Menschen mit Demenz und von deren Angehörigen zu verbessern, indem sie über Demenz informieren, verschiedene Beratungen und darüber hinaus Hilfen anbieten. Alle Alzheimer Gesellschaften engagieren sich für Menschen mit Demenz, indem sie Lobbyarbeit leisten und sich als Ansprechpartner der Politik zur Verfügung stellen. Aber in praktisch keiner dieser Organisationen sind Menschen mit Demenz Mitglieder relevanter Entscheidungsgremien, geschweige denn Inhaber von Ämtern. Woran mag das liegen?

Zunächst einmal gehen die Gesellschaften auf die Initiative von Angehörigen und/oder Experten der medizinischen und psychosozialen Berufe zurück. Nicht wenige sind, wie die Münchner, die institutionalisierte Fortsetzung einer Angehörigen-Selbsthilfegruppe. Ich denke, man kann mit gutem Grund annehmen, dass die Betroffenen, deren Angehörige in den 1980er und 1990er Jahren die ersten Gesellschaften gegründet haben, damals schon mit fortgeschritteneren Stadien der Demenz gekämpft haben. Allein deshalb waren Betroffene wohl weder an der Gründung noch am Aufbau der Gesellschaften beteiligt. Die Frühdiagnose von Demenz ist eine Entwicklung der letzten Jahrzehnte. Zuvor wurde vermutlich die Mehrzahl der beginnenden Demenzen als Depressionen oder andere psychische Erkrankungen verkannt. Was, wie ich am eigenen Leib erfahren musste, auch heute wohl eher die Regel als die Ausnahme ist. Jüngere Menschen mit Demenz rücken daher nur

Wahl in den Vorstand der Alzheimer Gesellschaft München

langsam in den Fokus gesellschaftlicher Aufmerksamkeit. Die Alzheimer Gesellschaften bilden hier keine Ausnahme.

Ich habe bereits davon berichtet, wie schwer es uns Betroffenen fällt und wie schwer es uns gemacht wird, offen zu unserer Behinderung zu stehen, selbst gegenüber unseren engsten Vertrauten. Die meisten von uns würden sich daher nicht in einem Interessenverband engagieren wollen oder können. Hier ist die Gesellschaft als Ganzes gefordert, sich zu öffnen. Es müssen Beteiligungsformen und Gremien entstehen, in denen wir Betroffene mitdiskutieren und mitentscheiden können. Nicht ausnahmsweise, sondern stets und verbindlich. „Nothing about us, without us" (Nichts über uns, ohne uns), der Wahlspruch der *Scottish Dementia Working Group*, muss auch in Deutschland zum bestimmenden Prinzip werden. Dies gilt in besonderem Maße für die Alzheimer Gesellschaften.

Natürlich ist Derartiges schnell gefordert und schwierig umzusetzen. Vorurteile müssen abgebaut, Barrieren überwunden und Rechtsfragen geklärt werden. Als ich Ende Februar 2010 gegenüber der Geschäftsführerin der AGM erklärte, mich bei der anstehenden Vorstandswahl zur Wahl stellen zu wollen, stand zunächst die Frage im Raum, wie die rechtliche Situation sei, ob Betroffene überhaupt im Vorstand eines Vereins sein könnten. Glücklicherweise konnte die Frage mit Hilfe eines Rechtsanwaltes geklärt werden.[3] Demzufolge ist im deutschen Vereinsrecht die Geschäftsfähigkeit Voraussetzung für die Ausübung eines Vorstandspostens. Genau genommen gilt dies aber nur für die Vorstandsmitglieder, die satzungsgemäß den Verein im Sinne des BGB nach außen vertreten. Wer einem erweiterten Vorstandskreis zuzurechnen ist, muss nicht zweifelsfrei geschäftsfähig sein. Es bestehen also erhebliche Spielräume bei der Gestaltung einer Satzung, wenn ein Verein seinen Vorstand für Menschen mit eingeschränkter Geschäfts-

---

3 Vgl. Klie, Thoma (2010): Fit genug für den Vorstand? Rechtlich ist mehr möglich als man denkt. In: demenz-DAS MAGAZIN, 4/2010, S. 36.

Wahl in den Vorstand der Alzheimer Gesellschaft München

fähigkeit öffnen will. Besonders wichtig ist der Umstand, dass die Geschäftsunfähigkeit in aller Regel nicht für die Zukunft, sondern im Nachhinein festgestellt wird. Insofern ist weder die Aufnahme von Menschen mit beginnender Demenz als Vereinsmitglied noch die Übernahme von Ämtern allein durch die Tatsache einer Demenzdiagnose beschränkt. Damit war für mich als Person, deren Geschäftsfähigkeit weder damals noch heute in Frage steht, der Weg frei. Ich konnte mich am 16. März 2010 zur Wahl stellen.

Mit der Einladung zur Mitgliederversammlung verschickte die Geschäftsführerin netterweise einen Hinweis auf meine Absicht, mich zur Wahl zustellen, zusammen mit einem kurzen Porträt von mir, so dass die Mitglieder vorbereitet waren. Als die Mitgliederversammlung endlich eröffnet wurde, konnte ich mich nur schwer auf die Tagesordnung konzentrieren, ich fieberte den Wahlen entgegen. Würde man mich wählen? War die Zeit schon reif für eine Betroffene im Vorstand? In den Tagen zuvor hatte ich von vielen Seiten Zuspruch erhalten. Gerade aus meiner DemiL-Gruppe kamen aufmunternde Worte: „Klar wird man dich wählen. Mit welcher Begründung denn nicht? Stell dir mal vor, wie die AGM in der Öffentlichkeit dastünde, wenn sie dich nicht wählen würden."

Das mochte zwar alles sein, aber wie würde ich damit umgehen, wenn ich bei der Wahl durchfiele? Würde ich es an meiner Person oder an der Demenz festmachen? Mit einem gekränkten Ego könnte ich leichter leben, aber auf meine Defizite reduziert zu werden, das wäre bitter. Endlich kam der Tagesordnungspunkt „Wahl des Vorstandes". Die einzelnen Personen sollten per Akklamation in ihren Posten bestätigt oder neu gewählt werden. Zu meiner großen Freude war in meinem Fall die Wahl einstimmig.

Die Arbeit im Vorstand läuft, nachdem die anfänglichen Verunsicherungen überwunden waren, reibungslos und erfrischend unspektakulär. Ich nehme an, meine Kollegen mussten erst lernen, wie sie mit mir umgehen sollten und welche Fähigkeiten ich in die Arbeit einbringen konnte. Inzwischen beteilige ich mich, wie

Wahl in den Vorstand der Alzheimer Gesellschaft München

die anderen Vorstandsmitglieder auch, an den Diskussionen und übernehme anfallende Aufgaben, soweit meine Möglichkeiten dies zulassen. Zu keiner Zeit hatte ich das Gefühl, eine Kollegin zweiter Klasse zu sein. Ganz im Gegenteil: Ich bin ein vollständiges, normales Mitglied im Team. Ob alle meine Kollegen das wohl so sehen? Ich hoffe es und bei Gelegenheit frage ich sie mal.

18. Die Medien

Meine Wahl in den Vorstand der AGM hat in der Szene für einigen Wirbel gesorgt. Drei Tage nach der Wahl meldete die Deutsche Alzheimer Gesellschaft auf ihrer Internetseite: „Erstmals Demenzkranke in den Vorstand einer Alzheimer-Gesellschaft gewählt." Auch die Süddeutsche Zeitung hat wohl einen Hauch von Sensation gewittert, jedenfalls schickte sie einen Reporter für ein Interview mit mir zur AGM und einen Fotografen gleich mit. Das Interview hat fast einen halben Vormittag gedauert, denn ich musste sehr viel erklären, etwa dass ich Lewy-Body-Demenz und nicht Alzheimer habe, worin der Unterschied besteht und dergleichen mehr. Der Journalist war sehr interessiert, er hörte aufmerksam zu und fragte klug nach. Im Anschluss an das Interview wurden Fotos gemacht. Der Fotograf hatte seine Vorstellungen: „Setzen Sie sich vor das Fenster. Da mache ich ein paar Bilder von Ihnen." Mir gefiel diese Idee jedoch nicht. Bilder von sitzenden, passiven Betroffenen kennen die Leute doch zuhauf. „Nein, ich will etwas Dynamisches, etwas mit Power. Das Foto soll den Menschen Mut machen." Es sollte ein Bild im Stehen sein, am besten neben einem Plakatständer der AGM. Allerdings überragte mich das Plakat um einiges und ich wirkte ziemlich verloren davor. Die Lösung bestand aus einer abenteuerlichen Konstruktion aus zwei Kisten, auf die ich gestützt von einer Mitarbeiterin der AGM und zur allgemeinen Erheiterung steigen musste. Schließlich war das Foto für den Artikel „Ich bin dement, na und?" im Kasten. Helga Rohra auf Augenhöhe mit der AGM.

Das Medienecho auf den Artikel in der SZ kam prompt und weitere Interviewanfragen, Einladungen zu Rundfunksendungen und TV-Shows folgten. Die Medien schickten ihre Anfragen direkt an die AGM, meine Privatanschrift oder E-Mail-Adresse war den Journalisten nicht bekannt und das war auch gut so. In der ersten Zeit selektierten die Mitarbeiterinnen der AGM die Anfragen und

Die Medien

zeigten mir nur die, die sie für geeignet hielten. Sie taten das in der besten Absicht und um meine Privatsphäre zu schützen. Vor allem befürchteten sie, ich würde mich überfordern. Eine Sorge, die angesichts der Vielzahl von Anfragen sicher nicht unbegründet war. Heute verstehe ich den Zwiespalt, in dem die Sozialpädagoginnen steckten. Auf der einen Seite freuten sie sich über den Erfolg und wussten um den Auftrieb, den er mir verlieh, auf der anderen Seite fürchteten sie die Überforderung und das mögliche Loch, in das ich fallen könnte, wenn der erste Medienrummel vorüber war.

Der Spagat, den die professionellen und familiären Begleiter von uns Betroffenen schaffen müssen, zwischen Unterstützung und Förderung einerseits und Schützen und Behüten andererseits, scheint mir charakteristisch für den Umgang mit Menschen mit Demenz zu sein. Umso wichtiger sind deshalb Offenheit und Ehrlichkeit. Das gilt für beide Seiten, für Betroffene wie Unterstützer. Wir Betroffene sollten uns dabei ruhig an die eigene Nase packen und sagen, was wir gerade brauchen und wo wir gerade stehen. Wir können nicht erwarten, dass die anderen unsere Bedürfnisse schon erahnen werden. Dies setzt freilich eine Atmosphäre, oder besser, ein Klima voraus, in dem wir ohne Furcht vor Diskreditierung unseren Bedarf an Unterstützung formulieren können. Ein erster Schritt in diese Richtung ist meines Erachtens das Aufbrechen gesellschaftlicher Klischees über Menschen mit Demenz, wozu ich mit meinen öffentlichen Auftritten einen kleinen Beitrag leisten möchte.

Seit März 2010 habe ich der Presse in über zwei Dutzend Interviews Rede und Antwort gestanden. Ich bin in verschiedenen Talkshows im Rundfunk und Fernsehen gewesen und habe viele Vorträge auf Veranstaltungen und Kongressen gehalten. Meine Botschaft dabei ist immer die gleiche: „Richten Sie Ihr Augenmerk nicht nur auf unsere Defizite, sondern forschen Sie nach unseren Ressourcen. Häufig können wir noch viel mehr, als Sie es für möglich halten, ganz egal, wie fortgeschritten die Demenz auch ist.

Die Medien

Lassen Sie es nicht zu, dass wir isoliert und an den Rand der Gesellschaft gedrückt werden. Wir wollen integriert bleiben!"

Dass die Medien so an mir interessiert sind, verdanke ich wahrscheinlich meinen weitgehend unbeschädigten Sprachfähigkeiten. „Oh, eine Demente, die sprechen kann, auch noch mehrsprachig. Vielleicht ist ihr Englisch sogar besser als meines", glaube ich manchmal in den Gesichtern zu lesen. Ich passe nicht ins Klischee und es entsteht häufig der Eindruck, ich wäre kaum beeinträchtigt, mein Zustand wäre ein Sonderfall, eine Ausnahmeerscheinung. Aber der Eindruck täuscht. Es muss Zehntausende Frühbetroffene geben, die genauso gut sprechen können wie ich. Nur sind sie nicht sichtbar, aus welchen Gründen auch immer. Die Lebenssituationen von uns Frühbetroffenen sind meist andere, als die von Personen in weit fortgeschrittenen Stadien, folglich unterscheiden sich auch die Bedürfnisse in vielerlei Hinsicht. Ebenso werden unsere Unterstützer mit anderen Anforderungen konfrontiert. Aber darum geht es ja gerade. Demenz ist ein Kontinuum. Jeder Fall, jeder Verlauf ist anders. Auch wenn die medizinischen Stadienmodelle das Gegenteil vormachen, sind sie letztlich nicht viel mehr als ein statistisches Raster, durch das der Einzelfall immer fällt. Dagegen anzureden ist jedoch schier unmöglich.

Im Februar 2011 war ich zu einer Talksendung im SWR-Fernsehen eingeladen, Titel: „Horror Demenz" – denkbar unangemessen, wie ich fand, aber ich bin trotzdem hingefahren, schon um gegen das Horrorszenario anzureden und um auf die Belange von uns Frühbetroffenen aufmerksam zu machen. Allein, das war wohl vergebens. Da saß ich nun als einzige Betroffene zwischen mehreren pflegenden Angehörigen und einem Professor für Neurologie. Es war absehbar, dass die Diskussion sich bald auf die schwierige und bedauernswerte Situation von Angehörigen mit schwer dementen Familienmitgliedern konzentrieren würde, und so kam es dann auch. Die Angehörigen berichteten von ihrem Schmerz, schilderten den langen Abschied von einem geliebten Menschen

Die Medien

und erzählten herzzerreißende Geschichten aus ihrem Alltag. Dem Moderator war offensichtlich daran gelegen, den „Horror Demenz" mit allen Mitteln heraufzubeschwören. Glücklicherweise gelang es den Talkgästen dennoch, immer wieder auch schöne Erlebnisse mit Menschen mit Demenz einzuflechten. Letztlich drehte sich die Diskussion aber schwerpunktmäßig um die letzte Lebensphase.

Es wird wohl noch eine Weile dauern, bis die Medien der Vielfalt von Demenz gerecht werden und auch die Ressourcen von Betroffenen in den Blick nehmen können. Bis dahin heißt es, durchhalten und weitermachen. Ich werde weiterhin die Öffentlichkeit suchen, wo es mir möglich ist. Vielleicht kann ich damit anderen Betroffenen Mut machen, sich zu öffnen. Ich bin mir sicher, dass es da draußen viele gibt, die wie ich für unsere Anliegen eintreten können, auch öffentlich. Vielleicht sind wir irgendwann so viele, dass man uns nicht mehr ignorieren kann. So viele, dass wir uns organisieren können und lautstark einfordern: „Nichts über uns, ohne uns".

19. Rednerin auf einem Demenzkongress – Warum mich manche Gesprächspartner für gesund erklären

In der Nacht vor dem *Dementia Fair Congress* am 22. April 2010 habe ich besonders schlecht geschlafen. Meine optische Halluzination, mein Film, wie ich ihn manchmal nenne, drängte sich mit aller Macht in den Vordergrund. Es fiel mir schwer, ihn zu ignorieren, Traum und Wirklichkeit voneinander zu trennen. Diesen perfiden Streich spielt mir mein Gehirn meist in Situationen, in denen ich es am wenigsten gebrauchen kann. Zum Beispiel wenn ich dringend Schlaf brauche, weil der nächste Tag anstrengend zu werden droht. Aber das kennen Sie sicherlich aus eigener Erfahrung: Sie gehen am Abend vor einem großen Ereignis zeitig zu Bett und die Aufregung lässt Sie nicht schlafen. Von Stunde zu Stunde wälzen Sie sich schlaflos umher und überlegen: „Also, wenn ich jetzt nicht bald einschlafe … um sechs muss ich doch raus, da bleiben mir ja keine sechs Stunden Schlaf mehr." Kurz darauf sind es nur noch fünf Stunden, dann vier, dann drei und der Schlaf will sich nicht einstellen.

Was mich in dieser Nacht wach gehalten hat, war die Aussicht am nächsten Tag bei einem Demenzkongress in Nürnberg auf der Bühne zu stehen. Eine neue Dimension kündigte sich da für mich an. Mein erster öffentlicher Auftritt bei der Veranstaltung „Stimmig!" lag gerade drei Monate zurück. Und jetzt würde ich wieder vor einem Saal voller Menschen sprechen, die sich speziell für das Phänomen Demenz interessierten: Fachleuten aus der Medizin, Sozialarbeit und Pflege. Peter Wißmann, einer der Veranstalter von „Stimmig!", hatte mich gefragt, ob ich nicht Lust hätte, von meinen Eindrücken und Erlebnissen zu berichten, die ich seit meinem öffentlichen Bekenntnis zu meiner Demenz gemacht hatte.

Zunächst war ich skeptisch, ob ich die Einladung annehmen sollte: Einen 45-minütigen Vortrag traute ich mir damals noch nicht zu. Die Befürchtung, mein Gedächtnis könnte mich im Stich

Rednerin auf einem Demenzkongress

lassen und mir die richtigen Worte verweigern, war zu groß. Die Peinlichkeit vor Publikum den Faden zu verlieren, wollte ich mir in jedem Fall ersparen. Glücklicherweise sind wir in den Vorgesprächen aber übereingekommen, dass unser Auftritt weniger den Charakters eines Vortrags, als vielmehr den eines öffentliches Gesprächs über meine Erfahrungen haben sollte. Darauf konnte ich mich einlassen. Dem Rhythmus eines Frage-Antwort-Spiels würde ich mich gerne anvertrauen. Dennoch wollte ich mich natürlich auf den Auftritt vorbereiten und vorab ein paar Ideen und Gedanken für mich formulieren. Wie so oft in den vergangenen Monaten blätterte ich in dem Kapitel des anderen Buches[4], das ich noch unter meinem Pseudonym „Helen Merlin" veröffentlicht hatte. Vor gut acht Monaten waren diese Texte entstanden. Hat sich meine Einstellung seither geändert, besonders seitdem ich mich öffentlich zu meiner Demenz bekenne? Welche Erfahrungen habe ich damit gemacht? Von ein paar merkwürdigen Situationen abgesehen, habe ich nur Positives erfahren, sobald ich offen mit meinem Handicap umgehe. Was konnte also bei dem Kongress in Nürnberg schon schiefgehen?

Dank Jens' akribischer Planung und seinem detaillierten persönlichen Fahrplan für mich war es fast ein Kinderspiel, ohne Begleitung mit dem ICE nach Nürnberg zu gelangen. Bereits im Zug hielt ich Ausschau nach Personen, die möglicherweise auch zum Kongress wollten und denen ich mich hätte anschließen können, aber leider ohne Erfolg. Wegen meiner schlechten Orientierung ist es mir natürlich am liebsten, wenn ich einfach mit jemandem mitlaufen kann. Aber erst in der Straßenbahn vom Bahnhof Richtung Messe kam ich mit einer Dame ins Gespräch, die wie ich zum Kongress fuhr. Sie wollte dort am nächsten Tag einen Workshop halten und über ihre Erfahrungen berichten, die sie während eines Praktikums in einer Pflegeeinrichtung in New York gesammelt hatte. Das hat mich schon der englischen Sprache wegen

---

4 *Ich spreche für mich selbst: Menschen mit Demenz melden sich zu Wort.*

Rednerin auf einem Demenzkongress

gleich interessiert. Wir haben uns die ganze Zeit in der Straßenbahn unterhalten, haben über ihre Erlebnisse in den USA diskutiert und ich fühlte mich gut. Ich war eine Kongressteilnehmerin unter anderen, war akzeptiert und konnte bei den Gesprächen mithalten. Kurz bevor wir ausstiegen, hatte ich jedoch das Bedürfnis, ihr zu sagen, dass ich eine Betroffene sei. Sie meinte zuerst: „Ach was, das glaube ich Ihnen nicht." „Doch, doch", entgegnete ich, „Sie können mir ruhig glauben." Unter ihrem misstrauischen Blick ging ich von der Haltestelle in Richtung Messegelände. In der Eingangshalle der Messe muss ich wohl etwas verloren ausgesehen haben, denn sie hat mich sehr freundlich und unaufdringlich zur Anmeldung geführt, wo wir uns schließlich verabschiedet haben. Letztlich hat sie mir wohl doch geglaubt.

In den Auftritt habe ich gut hineingefunden. Wir standen auf der Bühne und plauderten über meine Erlebnisse. Peter Wißmann hat mich dem Publikum als Expertin für Demenz vorgestellt, was mir natürlich geschmeichelt hat und so begannen wir unser Gespräch. Nach einer gewissen Zeit hatte das Publikum die Möglichkeit, Fragen zu stellen. Einige der Zuhörer ergriffen das Wort, indem sie sich mit Namen vorstellten und die Organisation, für die sie arbeiteten, nannten. Sie richteten Fragen an mich, wie sie mir immer wieder gestellt werden. Die Menschen interessiert beispielsweise, woran ich gemerkt habe, dass etwas nicht stimmt. Was waren die ersten Symptome und wie fühlt sich das an? Woher ich die Kraft nehme, weiterzumachen; wie ich zurechtkomme mit meinem Leben in dieser Gesellschaft? Die Antworten kommen mittlerweile wie von selbst, ich muss ja nichts weiter tun, als aus meinem Leben zu berichten. Die Atmosphäre war geprägt von einem freundlich interessierten Austausch und einem respektvollen Umgang miteinander. Bis sich plötzlich rechts im Publikum ein eleganter Herr mittleren Alters nach vorne streckte, um die Aufmerksamkeit auf sich zu ziehen. Er bekam das Mikrofon gereicht und sprang sofort auf: „Sie können mir nicht weismachen, dass Sie eine Erkrankte

Rednerin auf einem Demenzkongress

sind. Ich habe noch nie erlebt, dass sich eine Demente so artikulieren kann", sagte er sinngemäß.

Dieser Frontalangriff saß. Mir versagte buchstäblich die Stimme. Mit beiden Händen musste ich mich am Mikrofon festklammern, in der Angst, meine zitternden Knie könnten ihren Dienst versagen. Hätte ich dem ersten Impuls nachgegeben, wäre ich vor versammelter Mannschaft in Tränen ausgebrochen. Meine Diagnose lag nun über ein Jahr zurück und ich erlebte jeden Tag die Einschränkungen, die mir die Demenz auferlegte. Meinen Beruf konnte ich nicht mehr ausüben, ich war auf Hartz IV angewiesen. Was bildete dieser Mensch sich eigentlich ein, mit welchem Recht konnte er so eine Behauptung aufstellen? Nach ein paar Augenblicken hatte ich mich wieder so weit gesammelt, dass ich zu einer Replik fähig war. Peter Wißmann stand die ganze Zeit mit besorgtem Blick neben mir und war sichtlich unschlüssig, ob er die Situation in die Hand nehmen sollte oder ob ich stark genug wäre, diesem unverschämten Menschen die Stirn zu bieten.

„Mein lieber Herr", begann ich ironisch, „ich weiß nicht, wer Sie sind und ich weiß nicht, in welcher Funktion Sie hier sprechen, aber ich kann Ihnen gerne erklären, dass es verschiedene Formen der Demenz gibt, die sich unterschiedlich äußern. Ich bin nicht hier, um mich zu rechtfertigen. Meine Diagnose ist viel zu ernst, als dass ich hier irgendetwas fingieren würde." So oder so ähnlich muss meine mit brüchiger Stimme vorgetragene Antwort gelautet haben. Als ich mich im Publikum umsah, fühlte ich die Wärme und Zustimmung der anderen Teilnehmer, die größtenteils ähnlich irritiert waren von der Entgleisung dieses Herrn. Durch diesen stummen Zuspruch gestärkt, entgegnete ich dem Herrn, der soeben zu einer neuen Frage ansetzen wollte: „Nein, mein Herr, Ihnen stehe ich für Fragen nicht mehr zur Verfügung." Als Antwort erhielt ich einen herzlichen Applaus aus dem Publikum. Dennoch war ich so angeschlagen, dass ich nicht weitermachen konnte. Mit Tränen in den Augen begab ich mich in den hinteren Teil der Bühne.

Rednerin auf einem Demenzkongress

Erst im Nachhinein habe ich erfahren, dass der Herr, dessen Anschuldigung mich so verletzt hatte, ein Neurologe oder Psychiater aus Frankfurt war. Bis heute ist mir seine Unterstellung unerklärlich. Wer käme denn auf die Idee, fälschlich von sich zu behaupten, er hätte eine Demenz?

Wenngleich sich eine solche Unterstellung bisher nicht wiederholt hat, spüre ich gelegentlich schon bei manchen Gesprächspartnern einen gewissen Zweifel an meiner Diagnose. Das mag an den geringen Beeinträchtigungen meiner sprachlichen Fähigkeiten liegen, zumal sich meine Wortfindungsstörungen deutlich gebessert haben, seit ich meine anfängliche Depression weitgehend überwunden habe. Die Beschäftigung mit Sprachen hat nun mal mein ganzes Berufsleben bestimmt, so dass ich mir die Stabilität meines Sprachvermögens mit einer hohen Reserve in diesem Bereich erkläre. Ob diese Vermutung einer wissenschaftlichen Überprüfung standhält, vermag ich freilich nicht zu sagen, es ist mir aber eigentlich auch egal. Tatsache ist, dass ich meine anderen demenziellen Einschränkungen in Gesprächen mit flotten Plaudereien überspielen kann. Insofern wirke ich vielleicht nicht wie eine typisch an Demenz Erkrankte. Aber gibt es die überhaupt, die typischen Menschen mit Demenz? Oder sind es nicht eher unsere Vorstellungen davon, wie ein typischer Mensch mit Demenz zu sein hat, geprägt von unseren eigenen Ängsten und von den Bildern weit fortgeschrittener, demenzieller Veränderungen? Ich wiederhole mich zwar, wenn ich sage, dass Demenz immer von ihrem Ende her gedacht wird und dass in unserer Vorstellung Menschen mit Demenz alt, desorientiert und hilflos sind, ja sein müssen. Eine andere Erklärung für die mir gelegentlich latent oder offen entgegengebrachten Zweifel an meiner Diagnose kann ich jedoch sonst nicht finden.

Immer wieder lese oder höre ich die Zahl 1,2 Millionen. So hoch wird die Zahl der Menschen mit Demenz in Deutschland geschätzt. Und ich sage bewusst geschätzt, denn Grundlage dieser Zahl ist letztlich eine Hochrechnung von einzelnen, begrenzten Erhebungen

Rednerin auf einem Demenzkongress

auf die Gesamtbevölkerung. Exakte Zahlen liegen nicht vor. Zum einen, weil in Deutschland kein Zentralregister für Demenz existiert, wie es zum Beispiel bei Krebserkrankungen der Fall ist. Zum andern sind Demenzen, wie ich am eigenen Leib erfahren habe, schwierig zu diagnostizieren. Aber gehen wir einfach mal davon aus, die 1,2 Millionen würden stimmen. Damit wären dann alle Schweregrade demenzieller Erkrankungen erfasst, die ganz leichten ebenso wie die ganz schweren. Nun ist uns allen auf den ersten Blick einsichtig, dass die Mehrzahl der Menschen mit Demenz nicht an einer fortgeschrittenen Demenz leidet. Denn bei diesen geschätzten 1,2 Millionen kann es sich ja nicht nur um schwerstpflegebedürftige Menschen handeln. Nein, die überwiegende Zahl der Betroffenen lebt mehr oder weniger unauffällig unter uns. Viele wissen vielleicht noch nicht einmal, dass sie eine Demenz haben und bringen die Symptome mit anderen Problemen in Verbindung – so, wie ich es anfangs auch getan habe. Ich will damit sagen, Demenz ist weitgehend unsichtbar im öffentlichen Raum. Man sieht uns unsere Behinderung nicht an, lediglich unser Verhalten mag bei genauerer Betrachtung merkwürdig erscheinen. Und wenn man es uns, wie in meinem Fall, auch nicht gleich anhört, besteht eben eine gewisse Diskrepanz zwischen Klischee und Wirklichkeit. Nichtsdestotrotz hätte ich von einem Facharzt keine derartig verengte Sichtweise auf die Demenz und vor allem auf Menschen mit Demenz erwartet. Möglicherweise hat dieser Arzt in seiner Praxis überwiegend Personen mit massiv ausgeprägten Einschränkungen kennen gelernt. Möglicherweise hat er sich an meinem Alter gestoßen. Ein derart früher Ausbruch ist eben eher selten. Letztlich hat er ja auch genau das gesagt: Er habe noch nie jemanden wie mich kennen gelernt. Daraus allerdings den Schluss zu ziehen, es könne einen Fall wie meinen nicht geben, ist schlicht überheblich und unprofessionell.

20. Juli 2010: Auf dem Golfplatz

Seit über zwei Jahren nehme ich mehr oder weniger regelmäßig die speziellen Gruppenangebote für Menschen mit Demenz der Alzheimer Gesellschaft wahr, und ich bin nach wie vor von der Wirksamkeit dieser Gruppen überzeugt. Wenngleich sich der Stellenwert, den die Gruppe in meinem Leben einnimmt, mit der Zeit verschoben hat. Diese Verschiebung hängt, denke ich, mit meinen Bedürfnissen hinsichtlich der Gruppeninhalte oder der thematischen Schwerpunkte der Gruppe zusammen. Als ich direkt nach der Diagnose zum ersten Mal in eine Gruppe ging, wollte ich mehr über Demenz im Allgemeinen erfahren. Ich hoffte von anderen Betroffenen zu lernen, wie sie damit zurechtkommen, welche Tipps und Kniffe sie sich erarbeitet hatten, die mir bei der Bewältigung alltäglicher Probleme hilfreich sein könnten. Den anderen Gruppenteilnehmern dürfte es ähnlich ergangen sein, denn die Gespräche hatten ihren Schwerpunkt in diesem Bereich. „Wie wirkt sich Demenz auf die Familie oder die Partnerschaft aus? Wie finde ich mich in meinem Viertel zurecht? Welche medizinischen oder therapeutischen Möglichkeiten stehen uns offen?", lauteten die am meisten diskutierten Fragen.

Mit der Zeit änderte sich unser Interesse. Die Fragen rund um die Demenz traten in den Hintergrund und andere Themen wurden wichtiger. Bei vielen Teilnehmern war wie auch bei mir der Wunsch nach einem „normalen" Leben spürbar. Mit Hilfe der Gruppe war es uns gelungen, die Demenz halbwegs in unser Leben, in unseren Alltag zu integrieren und wir sehnten uns nach dem nächsten Schritt. Wir wollten, wie alle anderen Menschen auch, am sozialen, kulturellen oder sportlichen Leben teilhaben. Dabei schwebten uns keine Aktivitäten vor, die von Fachkräften als besonders geeignet für Menschen mit Demenz erklärt worden waren. Ich meine damit solche Angebote wie Gedächtnistraining oder Erinnerungspflege. Nicht, dass Sie mich falsch verstehen, ich lehne derartige

Auf dem Golfplatz

Veranstaltungen nicht rundweg ab. In gewissen Situationen können Aktivitäten zur Förderung der geistigen Leistungsfähigkeit angemessen und von den Betroffenen erwünscht sein. Allerdings richten sie ihren Fokus tendenziell auf die Defizite der Teilnehmer und versprechen Besserung oder Beseitigung bestimmter kognitiver Einschränkungen.

Wir hingegen erhofften uns Aktivitäten die unseren Fähigkeiten und Ressourcen gerecht wurden. Beziehungsweise wollten wir Dinge tun, die „normale" Menschen auch tun und lediglich dort ein wenig Unterstützung oder auch Toleranz erfahren, wo uns durch unsere verschiedenen Handicaps Grenzen gesetzt waren.

In gewisser Weise bin ich privilegiert. Noch kann ich problemlos und unauffällig in ein Café gehen oder ein Restaurant besuchen. Auch in einem Museum finde ich mich noch leidlich zurecht. Auf dem Münchner Oktoberfest wird es aber schon schwierig. Nur wie sieht das in ein paar Monaten oder Jahren aus? „Na dann müssen Sie eben Angehörige, Freunde oder Nachbarn um Begleitung bitten", höre ich Sie sagen. Aber vielleicht möchte ich das nicht. Vielleicht möchte ich auch in der Zukunft unabhängig sein und vor allem will ich anderen nicht ständig mit meiner Hilfsbedürftigkeit auf den Wecker fallen. Kurzum, ich bin an Freizeitaktivitäten für Menschen mit Demenz interessiert, die ohne die Unterstützung der Angehörigen, Freunde etc. auskommen und dennoch so normal wie möglich sind. Mit normal meine ich Aktivitäten, die nicht die Behandlung demenzieller Defizite beabsichtigen, sondern ganz allgemein der Erbauung und Erholung dienen, ohne mich ständig auf meine Demenz zurückzuführen. Meine Forderung an die Gesunden, die ich mit vielen anderen Betroffenen teile, lautet deshalb: „Freut Euch mit uns über das, was wir noch können, und klagt nicht über das, was wir verloren haben, denn ändern könnt Ihr es in der Regel nicht."

Innerhalb der Alzheimer Gesellschaft München wurde dieser Schritt insoweit vollzogen, als dass gemeinsame Aktivitäten für

Auf dem Golfplatz

Menschen mit und ohne Demenz organisiert wurden. Ein besonderes Ereignis dieser Art war am 14. Juli 2010 ein gemeinsamer Ausflug von Betroffenen und Angehörigen zu einem Golfplatz in der Nähe von München. Mit der Unterstützung eines Vereins, der sich die Förderung sozialer Projekte auf die Fahnen geschrieben hat, wollten wir dort einen Tag lang den Golfsport kennen lernen – es standen tatsächlich fünf Golflehrer bereit – und einen schönen Tag verbringen. Eigentlich hat auch alles gepasst: Das Wetter war wunderbar und das Programm ansprechend. Alles perfekt, wenn da nur nicht diese Zwischentöne gewesen wären.

Den ganzen Tag über hatten ich und andere Betroffene auch das Gefühl, wir werden bei dieser Golfexkursion nicht für voll genommen. Es ist gar nicht einfach, dieses Gefühl an konkreten Ereignissen festzumachen, auch hier war es die Summe der Kleinigkeiten, die zu dem Eindruck führten. Da waren zum Beispiel die Ansagen einer begleitenden Sozialarbeiterin nach dem Motto: „Hallo, hören Sie mir mal zu, ich rede jetzt. Hier spielt die Musik." Oder: „Alle her. Alle her. Stellen Sie Ihre Rucksäcke ab, da in der Ecke. Aber schnell. Ich habe gesagt, alle her." Natürlich kann man solche Äußerungen mit mangelnden Umgangsformen oder Stress erklären. Wenn sie sich jedoch innerhalb eines Tages häufen, kommen Zweifel auf. Oder ein anderes Beispiel: Wir haben alle zunächst geübt, wie man so einen Golfschläger in der Hand hält und versucht, den Ball in das Loch zu bugsieren. Das war ein riesiger Spaß und auch die Golflehrer schienen ihre Freude daran zu haben, uns Dilettanten ein paar Grundbegriffe beizubringen. Sie gaben sich große Mühe, selbst bei Teilnehmern, die nicht mehr auf Anhieb verstanden, was sie mit dem Schläger und dem Ball anstellen sollten. Alle haben mitgemacht und wurden im Rahmen ihrer Möglichkeiten unterstützt. Am Nachmittag war ein kleiner Wettbewerb geplant, wogegen an sich nichts einzuwenden ist. Irgendwie haben wir ja alle das Bedürfnis, uns in Wettbewerben oder Spielen zu messen. Wir traten alle gegeneinander an, topgesunde Angehörige

Auf dem Golfplatz

ebenso wie die Betroffenen. Das Ergebnis können Sie sich ja denken. Deutlicher kann man einem Betroffenen die eigenen Defizite kaum vor Augen führen. Wäre es da nicht angebrachter gewesen, zwei oder drei gemischte Gruppen gegeneinander spielen zu lassen? Wäre das nicht die Idee von Integration gewesen?

„Was hat sie denn jetzt schon wieder zu meckern, die Rohra? Soll Sie doch dankbar sein für diesen tollen Ausflug! Außerdem war das doch nur ein Spiel." Haben Sie das gerade gedacht? Vielleicht haben Sie recht, möglicherweise bin ich ja mäkelig, undankbar und obendrein eine schlechte Verliererin. Vielleicht sind wir Betroffene auch besonders sensibel für diese Zwischentöne und hören überall das Gras wachsen, weil wir so zerrissen sind zwischen unserem Wunsch auf der einen Seite, wie normale Menschen behandelt zu werden, und unserem Bedürfnis nach Unterstützung und Anerkennung auf der anderen. Jedenfalls merken wir sofort, wenn wir nicht wie ein erwachsener, mündiger Mensch behandelt werden. Und ich bin mir sicher, das geht nicht nur jenen Betroffenen so, die sich noch sprachlich artikulieren können. Auch die etwas Fortgeschritteneren haben dafür eine Antenne.

Ganz am Rande sei noch erwähnt, dass die Sozialarbeiterin, die uns auf dem Golfplatz begleitet hatte, die Alzheimer Gesellschaft München kurz darauf auf eigenen Wunsch verließ. Ich kann nur hoffen, dass sie in der Zwischenzeit ein Betätigungsfeld gefunden hat, das eher ihren Fähigkeiten und Neigungen entspricht und ich wünsche ihr auf diesem Weg alles Gute.

21. Warum der Vergleich von Demenzbetroffenen mit Kindern schief ist

Umgangssprachlich wird häufig behauptet, wir Menschen mit Demenz entwickelten uns wieder zu Kindern. Ich persönlich empfinde solche Aussagen, mit Verlaub, als Beleidigung, mindestens aber als eine fahrlässige Verkürzung der Wirklichkeit. Uns als Kinder zu bezeichnen oder schlimmer noch, als solche zu behandeln, nimmt uns automatisch die Mündigkeit und rückt unseren Willen und unsere Meinung in den Bereich nicht ernstzunehmender Gefühlsäußerungen.

Wir sind keine Kinder. Wir blicken auf ein langes Leben mit Erfahrungen und Erinnerungen zurück, in dem wir Werte und Haltungen entwickelt haben. Neben einfachen Vorlieben und Abneigungen, die auch Kinder unzweifelhaft besitzen, haben wir uns im Laufe der Zeit einen Lebensstil angeeignet, der weit komplexer ist als der eines Kindes. Wir konnten oder mussten Entscheidungen mit weitreichenden Konsequenzen treffen: beispielsweise die Berufwahl, die Wahl eines Lebenspartners, die Entscheidung für oder gegen eigene Kinder oder die Wahl des Wohnortes. Viele dieser Entschlüsse konnten wir in Abhängigkeit von den Rahmenbedingungen selbst treffen, wir waren weitgehend selbstbestimmt. Kinder hingegen leben naturgemäß in einer eher fremdbestimmten Welt, wobei ein Ziel der Kindheit und der Jugend eben die Selbstbestimmtheit ist. Warum sollten wir aber, die wir die Volljährigkeit längst erreicht haben, auf unsere Selbstbestimmtheit verzichten wollen? Der Einwand, Menschen mit Demenz können ab einem bestimmten Zeitpunkt nicht mehr für sich selbst sorgen und seien daher auf Fremdbestimmung angewiesen, ist zwar in Teilen richtig, zu Kindern werden wir deshalb aber nicht.

Unglücklicherweise stehen uns die eigenen geistigen Ressourcen nicht immer auf Anhieb zur Verfügung oder wir können sie nicht adäquat nutzen. Gleichwohl sind unsere Erinnerungen an

Der Vergleich zwischen Menschen mit Demenz und Kindern

vergangene Ereignisse immer mit unseren Haltungen und Werten durchsetzt. Wir spüren daher sehr genau, wenn gegenwärtige Begebenheiten sich in ihrer Grundstimmung von bereits Erlebtem unterscheiden. Das ist fraglos auch bei gesunden Menschen nicht anders. Nur gesteht man uns diese Fähigkeit nicht immer uneingeschränkt zu.

Behandeln Sie uns nicht wie Kinder! Auch wenn unser Verhalten oder unsere Gefühlsregungen teilweise von den Erwartungen abweichen, die Sie normalerweise an Erwachsene richten, weil wir unvermittelter, jenseits herkömmlicher sozialer Normen reagieren. Wir benehmen uns nicht kindlich! Manchmal verstehen wir Situationen anders als Sie es tun. Möglicherweise sind wir gelegentlich falsch orientiert und bringen die Gegenwart mit falschen Erinnerungen in Bezug. In diesen Situationen bitte ich Sie um Freundlichkeit und Toleranz. Verzichten Sie auf Belehrungen, die uns meist noch mehr verwirren. Erklären Sie uns schlicht, wie Sie eine Situation verstehen, damit wir uns auf Augenhöhe begegnen können.

22. Dinge, die ich mir von Gesunden im Umgang mit Menschen mit Demenz wünsche

Mit einer Demenz zu leben, heißt mit dem drohenden oder tatsächlichen Verlust geistiger Fähigkeiten leben zu müssen und damit zurechtzukommen. Sie dürfen mir glauben, dass der Abschied von Kenntnissen und Fähigkeiten, die man sich über Jahrzehnte erarbeitet hat, nicht leicht fällt. Wenn es nur darum ginge, etwas von unserem Schulwissen zu vergessen – die Nebenflüsse der Donau, die deutschen Ostseehäfen oder Namen und Reihenfolge der Bundespräsidenten –, wären unsere Chancen bei „Wer wird Millionär?" zwar etwas geringer, ansonsten verliefe unser Leben jedoch weitgehend normal. Wahrscheinlich würden wir den Verlust noch nicht einmal bemerken. Ganz anders verhält es sich aber mit Fähigkeiten des alltäglichen Lebens: einen Stadtplan lesen, den eigenen Computer bedienen, eine Fahrkarte im Internet buchen, eine Banküberweisung ausfüllen usw. Gehen diese Fähigkeiten verloren, stößt man als Betroffene jeden Tag an die eigenen Grenzen – Grenzen, die vorher nicht da waren. Die Demenz ist damit immer spürbar und sie hält einem die eigenen Defizite stets vor Augen.

Ich persönlich möchte mich diesen Verlusten jedoch nicht kampflos ergeben und solange es irgend geht, möchte ich meine Angelegenheiten selbst regeln. Manchmal brauche ich deshalb etwas mehr Zeit, um ein Formular auszufüllen oder ich muss mehrfach nachfragen, bis ich einen Sachverhalt verstehe. Ich weiß, dass ich viel von Ihnen erwarte, wenn ich Sie um Ihre Geduld bitte. Aber bitte nehmen Sie uns nicht alles aus der Hand, wenn etwas nicht gleich funktioniert. Klar können Sie viele Dinge aus dem Effeff und viel schneller erledigen als wir. Wenn uns aber alles und in der besten Absicht abgenommen wird, verlieren wir unsere Fähigkeiten. If you don't use it, you lose it. Wie Sie eine Fremdsprache vergessen, die zu verwenden Sie seit der Schulzeit keine Gelegenheit mehr

Dinge, die ich mir von Gesunden wünsche

hatten, so vergessen wir selbst einfache Handgriffe umso schneller, je seltener wir sie ausüben. Mir ist schon bewusst, dass uns manchmal geholfen wird, weil Gesunde es nicht ertragen, wenn wir uns ungeschickt anstellen. Fremdbeschämt nehmen sie dann, ohne uns zu fragen, das Heft in die Hand und bringen etwas schnell zu Ende. Die peinliche Situation ist vorüber, alles wieder in Ordnung, für den Gesunden. Ich als Betroffene aber habe wieder einmal erfahren, wie dämlich und lästig ich bin. In Zukunft werde ich es mir zweimal überlegen, ob ich versuche, dieses Zipfelchen von der Portionsmilch im Café aufzuknibbeln. Vielleicht bestelle ich ja beim nächsten Mal gleich ein Wasser, obwohl mir Kaffee zum Kuchen eigentlich besser schmeckt.

Keine Frage, wir lassen uns gerne helfen. Bitte lassen Sie mich nicht stundenlang mit dem eingeschweißten Keks herumwursteln, der von der Bedienung freundlicherweise mit dem Kaffee serviert wurde. Aber seien Sie so nett, und fragen vorher, ob ich Hilfe benötige. Sie können ja verschmitzt etwas sagen wie: „Früher habe ich auch immer mit diesen Verpackungen gekämpft. Aber neulich habe ich den Volkshochschulkurs ‚Verpackungen öffnen für Anfänger' belegt. Seitdem klappt es viel besser. Soll ich Ihnen mal zeigen, was ich gelernt habe?" Na ja, Sie wissen schon, was ich meine. Obwohl, während ich dies hier schreibe ... Vielleicht braucht es tatsächlich so einen Kurs, auch für Menschen ohne Demenz?

Ich spreche in diesem Zusammenhang in erster Linie für mich selbst. Wobei ich aufgrund meiner Gespräche mit anderen Betroffenen glaube, dass viele Menschen mit Demenz ähnlich denken und empfinden. Einer der größten Schrecken der Demenz liegt für mich im schrittweisen Verlust meiner Unabhängigkeit. Damit meine ich weniger den Umstand, auf andere angewiesen zu sein, sondern eher die Unfähigkeit, eigene Wünsche und Bedürfnisse artikulieren und umsetzen zu können und später dann auch gutgemeinte oder in böser Absicht erfolgende Übergriffe in meine Privatsphäre nicht mehr abwehren zu können. Noch kann ich mich

Dinge, die ich mir von Gesunden wünsche

artikulieren, meine Bedürfnisse äußern und deren Beachtung einfordern. Zumindest habe ich die sprachlichen Fähigkeiten dazu. Werde ich allerdings nicht ernst genommen und mit einem Kind verglichen, beraubt man mich meiner Unabhängigkeit, ganz gleich, ob ich noch sinnvolle Sätze bilden kann oder nicht.

Menschen mit Demenz erleben häufig, dass über sie gesprochen wird – anstatt mit ihnen. Andere Betroffene haben mir beispielsweise von Situationen beim Arzt berichtet, in denen der Arzt mit dem Partner über die Erkrankung des Betroffenen spricht – im Beisein des Betroffenen wohlgemerkt, der sich in diesem Moment wohl eher wie ein Gegenstand, denn wie ein vollwertiger Mensch vorkommen muss. Andere, sehr ähnlich gelagerte Situationen kann man auch in Beratungsstellen, beim Ergotherapeuten oder beim Friseur erleben. Jedenfalls immer dann, wenn ein Mensch mit Demenz in Begleitung Dritten begegnet und alle um die Demenz wissen.

Bislang konnte ich die meisten meiner Arztbesuche und Behördengänge noch alleine bewältigen, mit dem Vorteil, dass man sich dort dann mit mir auseinandersetzen musste – vermutlich auch nicht immer ganz leicht für meine Gegenüber. Aber sie konnten nicht ausweichen und mit einem anderen anstatt mit mir über meine Belange sprechen. Wie das in Zukunft aussehen wird, kann ich nicht wissen. Wie lange ich weiterhin meine Angelegenheiten selbst regeln kann, ist ungewiss. Für den Fall, dass ich Unterstützung brauchen sollte, habe ich bereits jetzt eine Bitte: Reden Sie mit mir statt über mich. Entscheiden Sie nicht über meinen Kopf hinweg, sondern beteiligen Sie mich an Entscheidungen, die mich betreffen. Erklären Sie mir die Angelegenheit so, dass ich sie verstehen kann, anstatt den für Sie leichteren Weg einer Entscheidung hinter meinem Rücken zu wählen.

23. Unscheinbare Hürden im Alltag

Auf Veranstaltungen und in Gesprächen werde ich häufig gefragt: „Frau Rohra, wie äußerst sich denn bei Ihnen die Demenz im Alltag? Sie sprechen ja noch so gut. Womit kämpfen Sie denn am meisten?" Am liebsten würde ich antworten: „Am meisten kämpfe ich mit Lebensmittelverpackungen. Geht Ihnen das nicht auch so?"

Ich halte mich aber zurück und antworte etwa so: „Am meisten ärgert mich meine Langsamkeit. Was früher kein Problem war, ist heute schon ein Akt. Ob nun eine Bahnfahrt, das Einkaufen oder eine Einladung zum Kaffee, alles muss ich genau planen und mir vorher überlegen, sonst geht es schief. Die Spontaneität ist mir dabei völlig abhanden gekommen, das nervt."

Und tatsächlich sind es die vielen kleinen Barrieren, die mich einschränken. Nehmen wir zum Beispiel meine Bank. Bis vor einiger Zeit bin ich zum Geldabheben immer an einen Schalter gegangen, habe das Formular ausgefüllt und das Geld in Empfang genommen. Eines Tages aber wurde ich von einer Bankangestellten bereits im Eingangsbereich abgefangen und gefragt, was denn mein Anliegen sei. „Ich möchte Geld abheben", antwortete ich ihr und unterließ den Zusatz: „Brezeln haben Sie ja nicht im Angebot, oder?" Jedenfalls führte mich die junge, motivierte Angestellte zu einem grauen Kasten und sagte: „Das können Sie jetzt nur noch an unseren Automaten erledigen." Und sie deutete mit Stolz auf dieses Gerät, als ob es sich nicht um einen Geldautomaten, sondern um den Finanzminister persönlich handelte.

Geld- oder auch Fahrkartenautomaten stellen für mich ein hohe Hürde dar. Ich brauche unglaublich lange, dem Automat beizubringen, was ich will. Um eine Fahrkarte kaufen zu können, muss man ja zunächst in einer Liste das Fahrtziel mit der entsprechenden Zone finden. Nur hat sich das Alphabet längst aus meinem Gedächtnis verflüchtigt. Ich fahre daher mit meinem Finger die Liste entlang, bis endlich mein Fahrtziel auftaucht. Schnell die

Unscheinbare Hürden im Alltag

Nummer eingetippt und dann klaube ich mühsam die einzelnen Münzen zusammen. Habe ich eigentlich schon erwähnt, dass Kopfrechnen und das Erkennen von Münzen meine Stärke nicht sind? Der Automat hat dafür jedoch kein Verständnis, oder er ist auch ein wenig dement, denn er hat die eingegebene Zone in der Zwischenzeit wieder vergessen. Für mich heißt es dann „da capo". Aber zurück zu der Bankangestellten.

Wie sollte ich ihr mein Problem erklären? „Tja, das ist jetzt aber ungeschickt, denn mit dem Automaten kenne ich mich nicht aus", versuchte ich mich aus der Situation zu winden. „Das macht doch nichts. Ich zeige es Ihnen. Geben Sie mir mal Ihre Karte." – „Strategie gescheitert", dachte ich und reichte ihr das Stück Plastik, das sie mit einer Ehrfurcht entgegennahm, die einer Hostie zur Ehre gereicht hätte und forderte mich auf: „Jetzt können Sie Ihre PIN-Nummer eingeben." Meinen Einwand, ich hätte keine solche Nummer, ließ sie nicht gelten, weil jeder von der Bank eine bekommen habe. Auch meine Entschuldigung, die Nummer vergessen zu haben, wurde mit der Empfehlung abgeschmettert, man könne eine neue Nummer bestellen. Kein Ausweg mehr. Die Karten mussten auf den Tisch: „Das hilft mir nicht. Ich habe Demenz und kann mir keine Nummern merken, und aufschreiben darf ich die PIN auch nicht. Jetzt sagen Sie mir bitte, um der Liebe Christi willen, wie ich an mein Geld kommen soll!" Ich musste keine Gedankenleserin sein. Ihr verstörtes, misstrauisches, genervtes Gesicht war ein offenes Buch: „Von wegen Demenz, die ist doch noch viel zu jung für Alzheimer. Die will mich doch veralbern." Die absehbare Diskussion vorwegnehmend versuchte ich zu erklären: „Doch ich habe eine Demenz. Das ist zwar selten in meinem Alter, kommt aber vor. Gibt es wirklich keine andere Möglichkeit als den Automaten?" Glücklicherweise gab es eine solche Möglichkeit.

24. Kongresse – Vorträge – Veranstaltungen

Nach meinem ersten öffentlichen Auftritt bei „Stimmig!" in Stuttgart erhielt ich eine ganze Reihe von Einladungen zu Kongressen und Veranstaltungen. Zu einigen fuhr ich lediglich als „normale" Teilnehmerin, wie zum Beispiel zum ADI-Kongress in Thessaloniki. Bei anderen konnte ich eine aktive Rolle übernehmen, etwa mit einem Vortrag, einen Beitrag für einen Workshop oder als Mitdiskutantin einer Talkrunde. Wenn ich meinen Terminkalender von 2010 durchblättere, kann ich kaum glauben, dass ich nicht mehr berufstätig bin. Es kommt mir ein bisschen so vor, als hätte ich meine Demenz zum Beruf gemacht. Keine Woche, in der ich nicht mindestens an einem Tag in Sachen Demenz unterwegs bin. Allein die Kalendereinträge zu den großen Kongressen könnten einen glauben machen, ich wäre eine dieser Jet-Set-Funktionärinnen, deren Hauptaufgabe in der Teilnahme an Kongressen zu bestehen scheint.

März 2010	Alzheimer's Disease International (ADI), Thessaloniki
April 2010	Dementia Care Fair, Nürnberg
Mai 2010	Ökumenischer Kirchentag, München
Juni 2010	Dementia Care, Berlin
September 2010	Dementia Europe Conference, Luxemburg
Oktober 2010	Kongress der Deutschen Alzheimer Gesellschaft, Braunschweig
November 2010	Tagung des Deutschen Ethikrates, Hamburg

Wenn ich mir vergegenwärtige, wie viele Kongresse und Veranstaltungen allein in Deutschland innerhalb eines Jahres zum Thema Demenz abgehalten werden, und wenn ich mir dann vor Augen halte, dass die Betroffenen dort bestenfalls eine Nebenrolle spielen, werde ich nachdenklich. Wie kann das sein?

Kongresse – Vorträge – Veranstaltungen

Auf allen diesen Tagungen wird darüber diskutiert, wie die Versorgung von Menschen mit Demenz gestaltet werden kann. Angeblich vielversprechende Therapieansätze werden vorgestellt, neue Wohn- und Versorgungskonzepte werden gezeigt, wissenschaftliche Erkenntnisse werden präsentiert. Alles zum Wohle von uns Menschen mit Demenz. Aber zu Wort kommen wir praktisch nicht. Wir werden nicht gefragt, was wir von den ganzen innovativen Vorschlägen halten, welche Ideen wir haben, was wir uns wünschen würden. Man redet über unsere Köpfe hinweg. Schon deshalb versuche ich auf möglichst vielen Tagungen präsent zu sein. Ich mische mich ein, wo immer es geht, und berichte sozusagen aus erster Hand, von meinen Erlebnissen und stelle Forderungen zur Integration von Menschen mit Demenz.

Ich würde mir wünschen, dass erheblich mehr Betroffene an der Gestaltung von Tagungen und Veranstaltungen zum Thema Demenz beteiligt wären. Ebenso wünschenswert wäre eine zahlreiche Teilnahme von Menschen mit Demenz, nicht unbedingt als aktive Redner, sondern als ganz normale Zuhörer. Voraussetzung hierfür wäre allerdings eine insgesamt demenzfreundlichere Atmosphäre bei Kongressen. Entschleunigung wäre ein erster Schritt in diese Richtung, das heißt, weniger Vorträge und Workshops und dafür längere Pausen. Ich bin davon überzeugt, die meisten Veranstaltungen würden in ihrer Qualität deutlich von einem solchen Ansatz profitieren. Die wirklich spannenden Gespräche finden doch in den Pausen, zwischen den Vorträgen, im Austausch mit den anderen Teilnehmern statt. Oder sehen Sie das anders? Und stellen Sie sich einmal vor, im Publikum beim nächsten Demenzkongress säßen fünfzig oder mehr Betroffene. Glauben Sie nicht, das würde die Vortragenden zwingen, achtsamer über Menschen mit Demenz zu sprechen? Ganz zu schweigen vom Sprechtempo. Jeder einfühlsame Redner würde vielleicht mehr auf seine Aussprache achten. Vielleicht sogar etwas auf den Bodennebel verzichten, der häufig durch den überflüssigen Gebrauch von Fachvokabular erzeugt wird. Das wären doch Verbesserungen – auch für Menschen ohne Demenz.

In Ansätzen machen sich Veranstalter mit dem Gedanken vertraut, dass Teilnehmer mit Demenz besondere Bedürfnisse haben. So werden gelegentlich Ruhe- oder Rückzugsmöglichkeiten für Betroffene geschaffen. Auf der Konferenz der *Alzheimer Europe* in Luxemburg habe ich das erlebt, wenngleich die Organisation ein wenig wirkte wie gewollt und nicht gekonnt. Jedenfalls wussten die meisten Mitarbeiter des Veranstalters und die Hostessen nicht, wo sich dieser Ruheraum befand. Ausgeschildert war er nur spärlich und wirklich ruhig auch nicht. Aber immerhin, man hatte daran gedacht, dass wir Betroffene gelegentlich eine Auszeit brauchen. Haben Sie gewusst, dass Kongressteilnehmer ohne Demenz auch ab und zu eine Auszeit brauchen? In Luxemburg habe ich erlebt, dass normale Kongressteilnehmer derart verzweifelt nach einem Rückzugsraum suchten, dass sie gern den Ruheraum für Menschen mit Demenz wie selbstverständlich mit benutzten. Denn als ich den Ruheraum nach einigem Suchen endlich gefunden hatte, saß dort ein Herr, der heftig auf seinen Laptop einhämmerte und lautstark mit seinem Handy telefonierte. Wie sich herausstellte, war er Arzt und er nutzte die Abgeschiedenheit des Raums, um seinen Bürotätigkeiten nachzugehen. Auf meine Frage hin, ob er sich über den Zweck dieses Raumes bewusst sei, entgegnete er: „Ja, aber schließlich ist der Raum leer. Er wird ja gar nicht genutzt." Auf die Idee, der Ruheraum würde nicht genutzt, weil er ihn missbrauchte, kam er offenbar nicht. Er ließ sich nicht zum Gehen bewegen und von einer Mitarbeiterin des Veranstalters, die ich um Unterstützung gebeten hatte, erhielt ich den lapidaren Hinweis, ich sollte mich an das Organisationskomitee wenden.

Die Beteiligung von Menschen mit Demenz an solchen Veranstaltungen, sei es als Aktive oder als Zuhörer, steckt noch sehr in den Anfängen. Daher sollte man das obige Beispiel nicht überbewerten. Vielleicht sollte man es aber zum Anlass nehmen, bei der

Kongresse – Vorträge – Veranstaltungen

Planung zukünftiger Veranstaltungen Betroffene miteinzubeziehen, und unser Expertenwissen hinsichtlich der Bedürfnisse von Menschen mit Demenz berücksichtigen.

Es freut mich, wenn mir ein Veranstalter die Gelegenheit zu einem Vortrag gibt und ich so vielleicht hundert oder mehr Menschen auf einmal erreichen kann. Ebenso gern bringe ich meine Sicht in Diskussionsrunden ein. Ich muss allerdings gestehen, dass mir die Teilnahme an Veranstaltungen nicht immer leicht fällt. Damit meine ich gar nicht so sehr die psychischen oder körperlichen Anstrengungen, die damit einhergehen, sondern vielmehr die finanziellen Belastungen. Ich weiß schon – öffentlich über Geld zu sprechen, ist immer ein bisschen peinlich. Aber da müssen Sie als Leser jetzt durch.

Wenn ich gebeten werde, zu einer Veranstaltung einen Beitrag zu leisten, so kann ich bei meiner angespannten Finanzlage nur zusagen, wenn der Veranstalter zumindest die Reise- und Hotelkosten übernimmt, was die meisten auch ganz selbstverständlich tun. Schwierig ist es jedoch, wenn ich bei den Reise- und Hotelkosten in Vorleistung gehen muss. Ganz besonders unschön ist es, wenn ich hinterher lange auf mein Geld warten muss. So geschehen nach einer Veranstaltung, zu der ich einen Monat vor Weihnachten 2010 anreiste. Hinterher rief ich mehrmals beim Veranstalter an und bat um baldige Zahlung, und jedes Mal wurde mir beschieden: „Das braucht halt seine Zeit." Anfang 2011 war das Geld dann auf meinem Konto. Ach übrigens, der Veranstaltungstitel lautete: „Demenz – Ende der Selbstbestimmung?" Nach meinen Erfahrungen mit dem Veranstalter könnte ich auf diese Frage antworten: „Nein, solange man sich die Selbstbestimmung auch leisten kann."

Nicht dass Sie ein falsches Bild von mir bekommen. Man braucht mir für einen 20-minütigen Vortrag keine 1000 Euro zu bezahlen, ich bin auch mit einer bescheidenen Aufwandsentschädigung zufrieden. Aber Drauflegen – das kann ich mir einfach nicht leisten. Nur, falls Sie mich mal für einen Vortrag buchen wollen.

Kongresse – Vorträge – Veranstaltungen

Angesichts der zahlreichen zurückliegenden Auftritte und im Hinblick auf die geplanten frage ich mich gelegentlich: „Helga, warum tust du dir das an?" Denn es gibt Momente, in denen mir das alles ein wenig zu viel wird. Andererseits halten mich die Termine in Bewegung, geistig und körperlich. Wenn ich mich daran erinnere, in welch tiefes Loch ich gestürzt bin, als ich meinem Beruf nicht mehr nachgehen konnte, wird mir bewusst, wie wichtig es ist, eine Aufgabe zu haben. Vielleicht liegt darin ein Schlüssel zur Bewältigung der Demenz. Eine Aufgabe zu haben, bedeutet freilich für jeden etwas anderes. Der eine findet seine Aufgabe in der Familie, der andere im Garten, der nächste im Sport oder in der Musik. Für mich besteht sie im Austausch mit anderen Menschen mit und ohne Demenz. Aber ganz gleich, welche Aufgabe man sich sucht, sie kann eine Rettungsleine sein, an der man sich aus dem Sumpf der Depression herauszieht. In der Regel halte ich mich mit Ratschlägen zurück. Diesen einen aber möchte ich allen Menschen mit Demenz geben: Bleiben Sie aktiv. Es kann sein, dass Sie sich neue Aktivitäten suchen müssen, weil Gewohntes nicht mehr so gelingt wie früher. Aber was soll's, Ihr Leben liegt noch vor Ihnen. Lassen Sie es nicht zu, dass man Sie aufs Abstellgleis schiebt. Treten Sie ein für Ihre Rechte und denken Sie daran: Nichts über uns, ohne uns!

25. Sichtbarkeit und „Demenz-Ausweis"

In einem der vorigen Kapitel habe ich Ihnen von dem Erlebnis bei meiner Bank erzählt und von meinen tapferen Versuchen, eine technikgläubige Bankangestellte davon zu überzeugen, dass ich aufgrund meiner demenziellen Einschränkungen von den Segnungen eines Geldautomaten nicht profitiere. Im stillen Kämmerlein, unter vier Augen, könnte ich eine solche Situation ertragen. Nicht aber in der Schalterhalle einer Bank mit einem halben Dutzend augenrollender Schaulustiger im Nacken. Darauf kann ich ebenso gut verzichten, wie auf die Blicke im Supermarkt, wenn ich mit meinem Spezialeinkaufszettel die Regale entlang gehe. Da ich mit geschriebenen Einkaufslisten wenig anfangen kann, bin ich dazu übergegangen, Bilder von den Artikeln, die ich dringend benötige, aus Prospekten auszuschneiden und auf Papier zu kleben. Ausgerüstet mit diesen Collagen streife ich durch die Gänge, bis ich die entsprechenden Produkte gefunden habe. Ein mitunter langwieriges Verfahren, das sich aber bewährt hat. Die Hintergründe erschließen sich den anderen Einkaufenden freilich nicht, was das eine oder andere Stirnrunzeln erklären dürfte.

Dass uns die Behinderung nicht ins Gesicht geschrieben steht, ist gleichermaßen Segen und Fluch. Ich genieße es, mich völlig unbefangen auf der Straße bewegen zu können, ohne sofort als Demenzbetroffene erkannt zu werden. Körperbehinderte Menschen haben dieses Glück häufig nicht. Wir hingegen müssen, besonders wenn wir eher jung sind, unseren Unterstützungsbedarf erst begründen, sei es in einer Bank, in einem Laden, am Fahrkartenautomaten, auf einer Behörde oder sonst wo. Jedes Mal hoffen wir auf ein Mindestmaß an Verständnis für unsere Situation. Der Ehrlichkeit halber muss ich eingestehen, dass mir in vielen Fällen anstandslos geholfen wird.

Trotz allem ist es mir unangenehm, in aller Öffentlichkeit auf meine Demenz hinweisen zu müssen. Eigentlich ja ein

Sichtbarkeit und „Demenz-Ausweis"

Widerspruch, denn ich stelle mich andererseits auf eine Bühne und erzähle davon. Allerdings ist der Zusammenhang hier ein völlig anderer. Wenn ich bei öffentlichen Auftritten über mich und meine Demenz berichte, entscheide ich, was ich erzähle und was ich lieber verschweige. Außerdem gehe ich davon aus, dass im Publikum hauptsächlich Leute sitzen, die etwas über das Leben mit Demenz erfahren möchten, die offen sind für meine Perspektive. Im Allgemeinen ziehe ich es dabei vor, über meine Fähigkeiten zu sprechen und über meine Ressourcen, die mir erhalten geblieben sind. Meine Einschränkungen und Schwierigkeiten streife ich meist nur am Rande. Es ist mir ein Anliegen, den Zuhörern ein anderes Bild von Demenz zu vermitteln. Demenz ist eben nicht nur Abbau und Zerfall und schon gar keine lange Reise ins Vergessen. Wir Betroffene können durchaus über unser Erleben berichten und wir haben auch etwas zu sagen. Und nur wir können darüber berichten, wie es ist, mit einer Demenz zu leben. Auf Veranstaltungen schlüpfe ich deshalb in die Rolle einer Expertin für die Innenperspektive der Demenz. In diesen Momenten kehrt sich das Verhältnis zwischen mir als Betroffener und den gesunden Zuhörern um. Die Gesunden werden zu den Lernenden, während die Betroffene die Expertin ist. Es fällt mir daher leicht, auf öffentlichen Veranstaltungen über meine Demenz zu sprechen.

Ganz anders verhält es sich in Situationen, in denen ich meine Handicaps rechtfertigen muss. In denen ich erklären muss, warum ich etwas länger brauche, zweimal nachfrage oder nicht auf Anhieb verstehe, dass ein 20-Euro-Schein nicht ausreicht, um eine Rechnung von 20,10 Euro zu begleichen. In diesen Situationen bin ich von Passanten umgeben, die über kein reflektiertes Demenzverständnis verfügen, für die Demenz gleichbedeutend ist mit vertrottelt oder dumm – nicht dass man es mir schon offen gesagt hätte. Aber wenn ich beispielsweise an einem Informationsschalter den Hinweis gebe: „Schauen Sie, ich habe Demenz, ich verstehe das nicht auf Anhieb", und darum bitte, mir den Weg irgendwohin ein

Meine Einkaufszettel-Collage

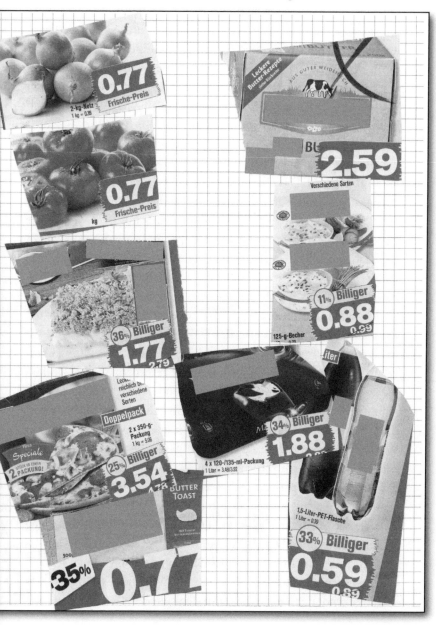

Sichtbarkeit und „Demenz-Ausweis"

drittes Mal zu erklären, konnte ich es schon spüren dieses „Was will die denn, die blickt doch eh nichts mehr". Aber wenn es mir bereits so ergeht, wie müssen dann erst all jene empfinden, die ihre Diagnose nicht öffentlich machen wollen oder können?

In der *Scottish Dementia Working Group* wurde von Demenzbetroffenen aus diesem Grund eine scheckkartengroße Karte entworfen, auf der sinngemäß steht: „Ich habe eine Krankheit, die sich Demenz nennt. Ich würde mich über Ihre Hilfe und Ihr Verständnis freuen." Auf der Rückseite sind noch einige Angaben zur Art der notwendigen Unterstützung und eine Kontaktadresse für Notfälle aufgedruckt. Das Ganze, versehen mit dem offiziellen Logo der Alzheimer Gesellschaft Schottland, ist, so berichteten mir Freunde aus Schottland, eine große Hilfe. Zumal in Schottland viel für die Bekanntheit der „Dementia Help-Card" unternommen wird. In Deutschland gibt es erst seit Anfang 2011 eine solche Karte, die leider etwas unglücklich gestaltet ist und auch von keiner vergleichbaren Öffentlichkeitsarbeit begleitet wurde.

Ich bin im Besitz einer mehr oder weniger handgestrickten Karte, die eine Mitarbeiterin der Diözese Rottenburg-Stuttgart für mich angefertigt und mir im Anschluss an eine Veranstaltung überreicht hat, wo ich zu ähnlichen Themen gesprochen habe. Und ob Sie es glauben oder nicht, am selben Abend habe ich die Karte noch gebraucht. Die Veranstaltung in einem Altenheim bei Stuttgart hatte bis in den späten Abend hinein gedauert, so dass ich um viertel nach zehn den letzten Zug von Stuttgart nach München nehmen musste. Ich war rechtzeitig auf dem Bahnsteig und wartete auf die Einfahrt des Zuges. Kurz nach der geplanten Abfahrtszeit erschien die Meldung „Zug auf unbestimmte Zeit verspätet" auf der Anzeigetafel, was mich sogleich verunsicherte. Ich sah mich unter den anderen Reisenden um, in der Hoffnung, jemanden zu finden, an den ich mich anhängen könnte, und fragte, ob sonst noch jemand nach München führe. So geriet ich schließlich an einen vertrauenerweckenden älteren Herrn mit dem gleichen Reiseziel wie ich.

Sichtbarkeit und „Demenz-Ausweis"

Wir haben uns kurz beraten und sind dann gemeinsam zum Informationsschalter gegangen. Unterwegs schloss sich uns eine weitere, sehr verunsicherte Dame an. An der Auskunft erfuhren wir, dass sich die Ankunft des Zuges aufgrund eines Personenschadens um ein bis zwei Stunden verzögern würde. Im letzten geöffneten Lokal auf dem Bahnhof haben wir drei uns dann die Zeit mit Gesprächen vertrieben, bis wir gegen Mitternacht doch ungeduldig wurden und erneut die Auskunft aufsuchten. „Ich kann Ihnen nicht mehr sagen. Wir können Ihnen aber ein Hotelzimmer in Stuttgart anbieten, oder wir bringen Sie mit dem Taxi nach München", erhielten wir als Antwort auf unsere Frage, wie es denn nun weiterginge. Die Option, Taxi oder Hotel, eröffnete sich uns allerdings erst nach einer Diskussion, in die sich schließlich ein Vorgesetzter einschaltete. In diesem Moment habe ich meine brandneue „Help-Card" gezückt und auf den Tresen gelegt mit den Worten: „Ein Hotel kommt für mich nicht in Frage, darauf bin ich nicht vorbereitet. Mir wäre ein Taxi lieber. Allerdings müsste es mich bis vor die Haustür an den Stadtrand bringen, denn bis wir in München am Hauptbahnhof sind, fahren dort keine U-Bahnen und Busse mehr." Man höre und staune, die Deutsche Bahn gab sich einen Ruck. Man gönnte uns die Fahrt mit dem Taxi und ein überaus freundlicher Taxifahrer kam zu einer unerhofften Fernfahrt, wofür er sich bei uns auf einer Autobahnraststätte mit einer Einladung zum Kaffee bedankte. Und das Beste daran: Mir wurde, dank meiner neuen Karte, jede weitere Peinlichkeit erspart.

Helpcard von der Diözese Rottenburg-Stuttgart[5]

Helga Rohra

Stiftsbogen 31
81375 München
Tel.: 089 71049698

Diözese
ROTTENBURG-STUTTGART

ist ehrenamtliche Mitarbeiterin unserer Diözese und an Demenz erkrankt. Bitte helfen Sie.

Christine Czeloth-Walter

Christine Czeloth-Walter
Fachreferentin

---

[5] Die Alzheimer Gesellschaft Baden-Württemberg gibt ebenfalls ein „Verständnis-Kärtchen" für Menschen mit beginnender Demenz heraus. Zu bestellen unter: http://www.alzheimer-bw.de.

26. Meine liebsten Grübeleien

Während der Arbeit an diesem Buch habe ich mich intensiv mit den vergangenen drei Jahren auseinandergesetzt. Das war nicht immer einfach. Viele meiner Erlebnisse habe ich im Darübersprechen und -schreiben erneut durchlebt. Manches hat mich so aufgewühlt, dass ich tagelang über längst Vergangenes nachgedacht habe. Ich kann jedoch nicht sagen, dass mich die Beschäftigung mit meiner jüngeren Vergangenheit deprimiert und niedergeschlagen hat. Vielmehr sehe ich meine Situation heute klarer, lebe jeden einzelnen Tag bewusster und weiß mit meinen Kräften zu haushalten. Für mich ist es daher an der Zeit, die Erinnerungen für einen Moment ruhen zu lassen und den Blick in die Zukunft zu richten.

Durch das Leben mit der Demenz hat sich meine Beschäftigung mit der Frage „Was mache ich in Zukunft?" entscheidend verändert. Früher erschien alles planbar. Der Jahresurlaub, der nächste Auftrag oder auch das kommende Weihnachtsfest, alles würde so eintreten, wie ich es mir vornahm. Selbst Lebensereignisse, die mit einer großen Veränderung einhergehen, wie zum Beispiel der Renteneintritt, waren kalkulierbar. Heute ist das anders. Ich weiß nicht, wie sich die Demenz entwickeln wird, ob es so weiter geht wie bisher oder ob ich schneller mit größeren Einschränkungen leben muss. Die Zukunft gleicht nun eher einer schemenhaften Skizze und weniger einem konkreten Plan. Heute beschäftigen mich Fragen, die noch vor wenigen Monaten keine Bedeutung hatten:

— Werde ich es selbst merken, wenn meine geistigen Kräfte nachlassen oder werden es andere sein, die mich darauf hinweisen?

— Wie lange wird es dauern, bis ich nicht mehr selbst über mein Leben entscheiden kann?

— Werde ich es mir leisten können, in einem Heim, in dem Menschen mit Demenz erfüllt leben können, meine letzten Jahre zu verbringen?

Meine liebsten Grübeleien

— Wie lange habe ich noch die Fähigkeit und auch die Offenheit, als Betroffene den Gesunden die Scheu und Angst vor uns zu nehmen? Noch gehe ich selbst auf die Nicht-Betroffenen zu – wie lange noch?

Mit diesen Fragen geht die Befürchtung einher, völlig abhängig zu werden und meine größte Ressource zu verlieren: meine sprachliche Ausdrucksfähigkeit. Gleichzeitig regt sich in mir auch Widerstand, denn:
— Ich will unbedingt die Medien dazu bewegen, uns Betroffene, mit all unseren Ressourcen positiv zu porträtieren.
— Es wäre schön, wenn wir Betroffenen auf Kongressen darüber berichten könnten, dass medikamentöse Therapien *nur* ein Teil der Unterstützung sein können.
— Ich will noch lange die Kraft haben, zu kämpfen und zu erleben, dass demenzielle Einschränkungen genauso als Behinderung anerkannt werden wie andere körperliche oder geistige Behinderungen.
— Ich will, dass die Arbeit der Angehörigen oder der Menschen, die uns betreuen, als Arbeitszeit anerkannt wird.

Mein Traum wäre,
— dass wir Betroffenen in den Alzheimer Gesellschaften die Möglichkeit zur sinnstiftenden Mitarbeit erhalten und Aufgaben übernehmen,
— dass in allen wichtigen Gremien ein Vertreter *von* uns für *uns* spricht – beim Deutschen Ethikrat, in den Behindertenverbänden, in den Gemeinde- und Stadträten, in den Parlamenten und wo sonst noch über unsere Belange diskutiert und entschieden wird,
— dass es im Gesundheits- und im Familienministerium einen Demenzbeauftragten gibt,

— dass wir Betroffene uns deutschlandweit solidarisieren und dabei die Unterstützung erhalten, die *wir* für notwendig erachten,
— dass wir ein eigenes Magazin, gedruckt oder im Internet, herausgeben, in dem wir unsere Themen publizieren.

Danksagung

Ich bedanke mich bei
meinem Sohn Jens für das *Together*,
meiner Freundin Brigitte für das liebevolle Mitgehen/Mitfühlen,
meiner Hausärztin Dr. Varga für das Engagement,
meinem Neurologen Dr. Pauls für die medizinische Betreuung,
meinem ideellen Begleiter Prof. Förstl,
meinem Online-Mut-mach-Arzt Dr. Peter Whitehouse,
Demenz Support Stuttgart für die kollegiale Zusammenarbeit,
meiner Freundin Christine Czeloth-Walther für den Glauben an mich,
meiner Freundin Christine Bryden für den guten Gedankenaustausch,
meiner „neuen Familie" – allen Betroffenen und Angehörigen für den Zuspruch,
dem Starfotografen Sammy Hart für das zur Verfügung gestellte Foto,
der AGM – vorrangig mit ihrer Geschäftsführerin Frau Zarzitzky.

Mein besonderer Dank geht an *Demenz Support Stuttgart* und deren wissenschaftlichem Mitarbeiter Herrn Falko Piest. Sie waren die ersten, die mit dem Kongress „Stimmig!" uns Betroffene auf die Bühne geholt haben. Ohne die Begleitung und Umsicht von Falko Piest und sein besonderes Engagement wäre dieses wunderbare Buch nicht entstanden.

Danke dem Mabuse-Verlag und Herrn Tobias Frisch für das mir entgegengebrachte Vertrauen und den Mut zu dem Schritt, erstmals Gedanken und Gefühle einer Demenzbetroffenen zu veröffentlichen!

Nachwort

Ein Mensch mit Demenz schreibt ein Buch über das Leben mit Demenz. Wie kann das möglich sein, werden sich viele fragen, die Demenz mit verwirrten, vollkommen hilfsbedürftigen, alten Menschen verbinden. Das ist ein Teil der Realität von Menschen mit Demenz, Frau Rohra zeigt uns einen anderen, unbekannten Teil – die frühen Stadien einer Demenz. Zu Recht prangert sie an, dass in der Öffentlichkeit meist fortgeschrittene Demenzstadien gezeigt werden und Demenz als einziges Desaster dargestellt wird. Professionelle im Gesundheitswesen kommen in ihren Berichten schlecht weg, da sie eine defizitorientierte Sichtweise der Demenz haben und viel zu oft über und nicht mit den Menschen mit Demenz gesprochen wird. Das Außerachtlassen der Betroffenenperspektive hat auch zur Folge, dass menschliche Bedürfnisse nach Achtung, Autonomie und somit ein Stück Normalität nicht ausreichend respektiert werden.

Frau Rohra berichtet selbstbewusst und differenziert über ihre Defizite, Ängste und Bewältigungsstrategien. Die Demenz wird durch ihre Schilderung erlebbar gemacht. Sie straft damit alle diejenigen Lügen, die glauben, dass Menschen mit Demenz nur passive Opfer ihrer zerebralen Abbauprozesse sind. Sie spricht viele Probleme und Missstände in der medizinischen und auch sozialrechtlichen Versorgung an: die lange Odyssee bis zur richtigen Diagnose, mangelnde oder wenig einfühlsame Aufklärung und Beratung, bürokratische Hürden und die vielen Barrieren im alltäglichen Leben. Sie beschreibt, wie verunsichert und depressiv sie vor der Diagnose war und wie sie nach einer anfänglichen Schockphase nach der Diagnosestellung wieder ihr Leben in die Hand nahm. Sie berichtet, wo sie sich Hilfe gesucht hat und vor allem wo sie Unterstützung gefunden hat. Sie hat die Demenzdiagnose akzeptiert und in ihr Leben integriert, weiß um ihre Stärken und Schwächen und hat ihren Alltag dementsprechend organisiert.

Nachwort

Frau Rohra beweist eindrucksvoll, dass Menschen trotz Demenz ein sinnerfülltes Leben haben können. Dazu gehört das Gefühl, ernst genommen zu werden, eine Aufgabe im Leben zu haben und eine verständnisvolle und aufgeklärte Umwelt, die hilft, wenn es notwendig ist, ohne die Betroffenen zu bevormunden. Frau Rohra ist mit ihrer zwar keineswegs seltenen Form der Demenz – einer Demenz mit Lewy-Körperchen – und dem gleichzeitig frühen (präsenilen) Beginn und vor allem ihrer offensiven Art, damit umzugehen, nicht repräsentativ für die vielen, meist älteren Menschen, die eine Demenz entwickeln. Sie legt die Messlatte sehr hoch und kann damit kein Maßstab für die Mehrheit der Patienten sein!

Die Verlusterlebnisse, die mit dem Fortschreiten der Erkrankung einhergehen, sind für Menschen, die mitten im Leben stehen, vielfältiger. Das ändert aber nichts an der Tatsache, dass Demenzerkrankungen für jüngere wie ältere Menschen ein hohes Stigmatisierungspotenzial haben, oftmals der Grund für Isolation und Ausgrenzung sind und mit einem erheblichen Leidensdruck einhergehen. Es wäre wünschenswert, dass auch mehr ältere Menschen mit Demenz aus dem Schatten treten und helfen, dass gängige und sehr negative Bild von Demenz zu verändern.

Demenz geht uns alle an, wir brauchen ein soziales Klima, in dem Menschen mit Demenz ohne Angst möglichst lange selbstständig und selbstbestimmt leben können und Teilhabe am gesellschaftlichen Leben haben. Das ist beim gegenwärtigen Stand der Forschung auch in absehbarer Zeit mit Medikamenten nicht zu erreichen, aber womöglich genau mit dem Engagement und der aktiven Lebensweise, die Frau Rohra demonstriert. In unserer langlebigen Gesellschaft ist die Demenz bereits heute Normalität, die ein Drittel der Menschen selbst entwickeln und viele andere miterleben. Alle müssen sich kümmern.

Dr. Elisabeth Stechl
Ev. Geriatrie-Zentrum Berlin

Prof. Dr. Hans Förstl
Psychiatrische Universitätsklinik
rechts d. Isar, München

Wichtige Adressen

Mit Adressenangaben in einem Buch ist das eine ganz spezielle Sache. Adressen ändern sich erfahrungsgemäß sehr schnell und ehe man sich versieht, stehen in einem Buch dann viele ungültige Informationen – sehr zum Ärger der Leser. Ich habe mich deshalb darauf beschränkt, nur einige wenige Adressen zu nennen. Hier handelt es sich um Einrichtungen und Ansprechpartner, die in Deutschland eine zentrale Funktion einnehmen und für bestimmte Themenbereiche stehen, die in diesem Buch angesprochen wurden. Oder aber es sind Stellen, bei denen man detailliertere Informationen, beispielsweise über Angebote an Ihrem Wohnort, erhalten kann. In jedem Fall werden von dort Anfragen, die nicht selbst beantwortet werden können, an die richtigen Stellen und Ansprechpartner weitergeleitet.

Wegweiser Demenz des Bundesministeriums für Familie, Senioren, Frauen und Jugend (BMFSFJ)

Der Wegweiser Demenz ist ein Internetportal des BMFSFJ. Hier können Sie allgemeine Informationen zum Thema Demenz und Alzheimer finden. Das reicht von Tipps für die Alltagsgestaltung bis hin zu sozialrechtlichen Informationen. Auch Adressen von Unterstützungsangeboten (z. B. Pflegedienste, Beratungsstellen, Gedächtnissprechstunden) können Sie hier abrufen. Der Wegweiser wird kontinuierlich ergänzt und mit neuen Informationen ausgestattet.
http://www.wegweiser-demenz.de/

Wichtige Adressen

Demenz Support Stuttgart gGmbH

Die *Demenz Support Stuttgart gGmbH* entwickelt neue Konzepte, um Menschen mit Alzheimer und Demenz mehr Lebensqualität und gesellschaftliche Teilhabemöglichkeiten zu erschließen. Sie engagiert sich dafür, dass Alzheimerbetroffene sich selbst zu Wort melden und für ihre Interessen eintreten. Zu diesem Zweck führt sie Veranstaltungen durch, veröffentlicht Artikel und Bücher (beispielsweise von Demenzbetroffenen), begleitet Praxisprojekte wissenschaftlich und betreibt eine intensive Öffentlichkeitsarbeit. Von PHINEO, einer Plattform für soziale Investoren, wurde die Demenz Support wegen ihrer Pionierrolle auf diesem Gebiet als eines von insgesamt 13 TOP-Demenz-Projekten in Deutschland ausgezeichnet.

Die Demenz Support wird kontinuierlich von einem Beratergremium begleitet, das aus Demenzbetroffenen besteht. Im Rahmen ihrer Beratungs- und Fortbildungs-GmbH bietet sie Veranstaltungen und Qualifizierungsmaßnahmen zu Themen wie Selbsthilfe oder Teilhabe von Menschen mit Demenz an.

Demenz Support Stuttgart gGmbH
Hölderlinstraße 4
70174 Stuttgart
Telefon 0711-99787-10
info@demenz-support.de
www.demenz-support.de

Demenz Support Beratungs-, Fortbildungs- und Service GmbH
www.demenz-support-bfs.de
info@demenz-support-bfs.de
Telefon 0711-9978725

Wichtige Adressen

Deutsche Alzheimer Gesellschaft (DAlzG)

Die Deutsche Alzheimer Gesellschaft und ihre Mitgliedsgesellschaften sind Selbsthilfeorganisationen. Sie setzen sich bundesweit für die Verbesserung der Situation der Demenzkranken und ihrer Familien ein.

In den 80er Jahren schlossen sich an einzelnen Orten in Deutschland Angehörige von Demenzkranken, begleitet von fachlichen Helfern, zu Selbsthilfegruppen zusammen, um sich gegenseitig zu unterstützen und die Situation für die Betroffenen zu verbessern. Am 2. Dezember 1989 wurde die Deutsche Alzheimer Gesellschaft e. V. als Dachverband von engagierten Vertreterinnen und Vertretern der ersten Angehörigengruppen in Bad Boll gegründet.

Die Arbeit wird ganz überwiegend ehrenamtlich geleistet (Text: Webseite der DAlzG).

Ein Projekt, mit dem die DAlzG ihre Ziele umsetzt, ist das Alzheimer-Telefon. Unter der bundesweiten Rufnummer 01803-17 10 17 werden Angehörige, Betroffene und alle Ratsuchenden montags bis donnerstags von 9.00 bis 18.00 Uhr und freitags von 9.00 bis 15.00 Uhr beraten. Die Telefongebühren betragen 9 Cent pro Minute aus dem deutschen Festnetz. Dieses Projekt wird vom Bundesministerium für Familie, Senioren, Frauen und Jugend unterstützt.

Deutsche Alzheimer Gesellschaft e. V.
Selbsthilfe Demenz
Friedrichstraße 236
10969 BERLIN-Kreuzberg
Telefon 030 - 259 37 95 - 0
info@deutsche-alzheimer.de
www.deutsche-alzheimer.de

Wichtige Adressen

Arbeitsgemeinschaft unterstützte Selbsthilfe für Menschen mit Demenz (AGuSH)

Die AGuSH ist ein Zusammenschluss von Selbsthilfegruppen von Menschen mit Demenz, die sich dem Konzept der „Unterstützten Selbsthilfe" verpflichtet fühlen. Hier ist es wichtig, dass die Betroffenen bestimmen, was in den Gruppen geschieht und berufliche oder andere Helfer nur eine unterstützende Funktion, beispielsweise im organisatorischen Bereich, übernehmen. Die AGusH will dieses Konzept weiter verbreiten und berät alle, die Interesse haben, ebenfalls unterstützte Selbsthilfegruppen zu initiieren, aufzubauen und in Kontakt mit bereits existierenden Gruppen zu treten.

Arbeitsgemeinschaft unterstützte Selbsthilfe für Menschen mit Demenz
c/o Michaela Kaplaneck
Am Steinsgraben 20
37085 Göttingen
info@agush.de
www.agush.de

Technische Hilfsmittel

Informationen über technische Hilfsmittel für Menschen mit Demenz finden Sie unter:
1. http://www.eva-stuttgart.de/fileadmin/redaktion/pdf/angebote_fuer/Alzheimer_Beratung/Technische_Hilfsmittel_Demenz_10-3.pdf
2. http://www.deutsche-alzheimer.de/index.php?id=27#c673

3. Die *Demenz Support Stuttgart gGmbH* erarbeitet aktuell eine Übersicht über weitere in Deutschland zur Verfügung stehende technische Hilfsmittel für Menschen mit Demenz. info@demenz-support.de

demenz.DAS MAGAZIN

Alzheimer und Demenz sind gesellschaftliche Themen. demenz.DAS MAGAZIN ist daher keine Fachzeitschrift für Ärzte, Pflegekräfte oder Psychologen, sondern ein Magazin für alle Gesellschaftsgruppen. Ziel ist es, den Dialog zwischen den Beteiligten zu fördern. In den Heften kommen nicht nur Angehörige, berufliche Helfer, Künstler oder Kommunalpolitiker zu Wort, sondern auch die Betroffenen selbst – in Form von Portraits, Berichten oder Interviews. Im Kompetenzteam der Zeitschrift arbeiten Menschen mit Demenz aktiv mit, darunter auch Christian Zimmermann.

Herausgegeben wird das Magazin von Peter Wißmann *(Demenz Support Stuttgart gGmbH)* und Michael Ganß (Kunsttherapeut, Gerontologe).

Die Redaktion ist offen für Beiträge, Informationen und Hinweise von Menschen, die mit Alzheimer und Demenz leben, sowie von allen anderen Personen.

demenz.DAS MAGAZIN
Die Herausgeber
c/o Demenz Support Stuttgart gGmbH
Hölderlinstraße 4
70174 Stuttgart
p.wissmann@demenz-support.de
www.demenz-magazin.de

Bücher und DVDs – Einige Empfehlungen

Es gibt Hunderte von Büchern über Alzheimer und Demenz. Aber fast alle wenden sich an Pflegekräfte, Mediziner und andere Berufsgruppen, viele auch an Angehörige. *Für* Menschen mit Alzheimer und Demenz hat bisher kaum jemand geschrieben. Und Bücher *von* Betroffenen gibt es im deutschsprachigen Raum gerade einmal die nachfolgend genannten (zwei davon als Übersetzungen aus dem Englischen) – und natürlich das Buch, in dem Sie gerade lesen.

Bücher von Menschen mit Alzheimer/Demenz

Richard Taylor: *Alzheimer und ich. Leben mit Dr. Alzheimer im Kopf.* Verlag Hans Huber, Bern, 2008.
Der amerikanische Psychologe Richard Taylor lebt seit mehreren Jahren mit Alzheimer. In seinem Buch berichtet er eindrücklich über seine Gedanken, Gefühle und alltäglichen Erlebnisse. Sein Ziel ist es, andere Menschen darüber zu informieren, wie es sich mit „Dr. Alzheimer" im Kopf lebt. Dabei wendet er sich nicht nur an Betroffene, sondern auch an Angehörige und an professionell Pflegende. Ein aufrüttelndes Buch, brillant formuliert, oft auch mit einer Prise Humor und Ironie gewürzt. Ein Buch, das Augen und Herzen öffnet.

Christian Zimmermann/Peter Wißmann: *Auf dem Weg mit Alzheimer. Wie sich mit einer Demenz leben lässt.* Mabuse-Verlag, Frankfurt am Main, 2011.
Der Münchner Unternehmer Christian Zimmermann weiß, wovon er spricht: Er selbst lebt seit einigen Jahren mit der Diagnose Alzheimer. Mit Peter Wißmann, Geschäftsführer der Demenz Support Stuttgart, hat er – als erster Demenzbetroffener überhaupt – in diesem Buch seine Erfahrungen weitergegeben.

Bücher und DVDs – Einige Empfehlungen

Aus der Zusammenarbeit zwischen dem „Fachprofi" und dem Experten aus eigener Betroffenheit ist ein einzigartiges Mutmachbuch entstanden. Christian Zimmermanns Motto: „Es gibt ein Leben nach der Diagnose!"

Christine Bryden: *Mein Tanz mit der Demenz*. Verlag Hans Huber, Bern, 2011.

Die Australierin Christine Bryden war eine der ersten Betroffenen, die sich mutig als Demenzbetroffene zu erkennen gaben und in die Öffentlichkeit gingen. In ihrem Buch kann man nachvollziehen, wie es ihr gelingt, der Demenz ein aktives und autonomes Leben abzuringen. Mit ihrem Beispiel trägt sie dazu bei, vorhandene Ängste gegenüber der Demenz zu mindern, ohne dabei in Schönfärberei zu verfallen.

Demenz Support Stuttgart (Hrsg.): *Ich spreche für mich selbst – Menschen mit Demenz melden sich zu Wort*. Mabuse-Verlag, Frankfurt am Main, 2010.

Es wird viel über Menschen mit Demenz gesprochen, aber wenig mit ihnen. In diesem Buch ergreifen aber Betroffene selbst das Wort. Sie artikulieren Wünsche und Forderungen an das unmittelbare soziale Umfeld und an die Gesellschaft. Das Buch stellt ein eindrückliches Beispiel dafür dar, wie auf dem Wege „unterstützten Schreibens" Menschen, die mit einer Demenzdiagnose leben, eine Stimme gegeben werden kann. Auch Christian Zimmermann ist im Buch vertreten.

Richard Taylor: *Im Dunkeln würfeln. Portraits, Bilder und Geschichten einer Demenz*. Verlag Hans Huber, Bern, 2011.

In diesem Buch findet der Leser die stärksten und eindringlichsten Beschreibungen und Aussagen von Richard Taylor zu seinem Leben mit Alzheimer in Texten, kombiniert mit ausdrucksstarken Fotografien von Jürgen Georg.

Bücher und DVDs – Einige Empfehlungen

Bücher für Menschen mit Demenz

Elisabeth Stechl et al.: *Demenz – Mit dem Vergessen leben. Ein Ratgeber für Betroffene.* Mabuse-Verlag, Frankfurt am Main, 2008.
Geschrieben von beruflichen Fachleuten für Menschen mit Demenz, dabei immer Aussagen von Betroffenen aufnehmend, stellt dieser Ratgeber eine gute Ergänzung zu dem Buch von Christian Zimmermann dar. Zum einen stellt er kurz, knapp und verständlich die wesentlichen Informationen zum Thema Demenz und Alzheimer vor. Das hebt ihn von den zahlreichen anderen Sachbüchern zu diesem Thema ab. Zum anderen bietet er eine Reihe nützlicher Sachinformationen zu Themen wie Pflegeversicherung, Betreuungsverfügung, Tagesstätten und dergleichen mehr.

Bücher zum Umgang mit Krisen, Trauer und Angst

Christa Diegelmann/Margarete Isermann: *Kraft in der Krise. Ressourcen gegen die Angst.* Klett-Cotta Verlag, Stuttgart, 2011.
Lebenskrisen, wie sie auch die Diagnose und das Erleben von Alzheimer darstellen, lösen oft schwer beherrschbare Ängste aus. Angst führt jedoch zu Blockaden im Gehirn und kann schnell das ganze Leben beherrschen. In jedem Fall verhindert sie einen hilfreichen Umgang mit der als Bedrohung empfundenen Situation. In diesem Buch wird fundiert dargestellt, was wir heute über Angst und den Umgang mit ihr wissen. Darauf aufbauend enthält es viele hilfreiche Übungen, mit denen man den konstruktiven Umgang mit seiner Angst erproben und erlernen kann.
Linda Lehrhaupt/Petra Meibert: *Stress bewältigen mit Achtsamkeit. Zur inneren Ruhe kommen durch MBSR.* Kösel Verlag, München, 2010.

Bücher und DVDs – Einige Empfehlungen

„MBSR – Stressbewältigung durch Achtsamkeit" heißt ein von Dr. Jon Kabat-Zinn entwickelter Ansatz, der hilft, mit belastenden Situationen konstruktiver zurechtzukommen. Man lernt, mit Stress, Schmerzen, Sorgen und schwierigen Gedanken und Gefühlen besser umzugehen und schult sowohl Achtsamkeit als auch sein Körperbewusstsein. Menschen mit Ängsten oder chronischen Erkrankungen gehören zu den Hauptzielgruppen. Das Buch zeigt praxisnah, wie der MBSR-Ansatz funktioniert – auch wenn es seine Hauptwirkung vermutlich vor allem in Kombination mit der Teilnahme an einem MBSR-Kurs entfalten kann.

Weitere Bücher

Peter Whitehouse/Daniel George: *Mythos Alzheimer. Was Sie schon immer über Alzheimer wissen wollten, Ihnen aber nicht gesagt wurde.* Verlag Hans Huber, Bern, 2009.
Hier handelt es sich um eine nicht ganz einfach zu lesende Kost – die aber dennoch unbedingt zu empfehlen ist! In dem Buch räumt nämlich einer der weltweit profiliertesten Alzheimerforscher mit den Mythen des biomedizinischen Bildes von Alzheimer auf. Gemeinsam mit seinem Co-Autor zeigt er Wege auf, wie es unsere Gesellschaft lernen kann, dem angstbesetzten Alzheimerbild eine neue Geschichte der Gehirnalterung entgegenzusetzen und den betroffenen Menschen Mut zu machen.
Ein Tipp: Lesen, aber einzelne Kapitel ruhig überspringen.
Stiftung Diakonie in Hessen und Nassau (Hrsg.): *Kunst trotzt Demenz.* Edition chrismon, Frankfurt am Main, 2009.
Katalog einer Wanderausstellung mit Arbeiten von Künstlern mit und ohne Demenz, aber alle zum Thema Demenz – von Jörg Immendorf bis zu Christian Zimmermann. Für alle, die sich für Kunst interessieren, unbedingt zu empfehlen.

Bücher und DVDs – Einige Empfehlungen

Saskia Hula (Text)/Karsten Teich (Illustrationen): *Oma kann sich nicht erinnern*. Verlag Sauerländer, Mannheim, 2006.
Als die Oma immer vergesslicher wird und merkwürdige Dinge tut, soll sie in ein Pflegeheim. Das gefällt ihr nicht und so „büchst" sie aus. Ihr Enkel lässt sie nicht im Stich und am Ende finden alle gemeinsam eine Lösung dafür, wie auch eine vergessliche Oma weiter so leben kann, wie sie es möchte. Eine wundervolle Hinführung zum Thema Gehirnalterung oder Alzheimer für Kinder ab 8 Jahre.

Magazine und Journale

demenz.DAS MAGAZIN. Verlag Vincentz Network GmbH & Co. KG, Hannover.
Kein Fachjournal für medizinische oder Pflegeberufe, sondern ein Magazin, das sich an alle Gruppen in der Gesellschaft wendet, hält der Leser hier in der Hand. Den Dialog über den Umgang mit dem Thema Demenz zwischen den verschiedenen Beteiligten zu fördern, ist erklärtes Ziel. Ebenso das, eine Plattform für die Artikulation von Alzheimer- und Demenzbetroffenen zu sein. Einzigartig ist, dass in dem Magazin Demenzbetroffene aktiv mitarbeiten.

Bücher und DVDs – Einige Empfehlungen

DVDs

Demenz Support Stuttgart (Hrsg.): *Wege zum Leben – Menschen mit Demenz melden sich zu Wort. Premiumversion.* Mabuse-Verlag, Frankfurt am Main, 2011.
Die Box mit drei DVDs zeigt zum einen Impressionen von der Veranstaltung „Stimmig! Menschen mit Demenz melden sich Wort" (2010), bei der Menschen mit Demenz aus Deutschland, Schottland und aus den USA an die Öffentlichkeit traten. Mit dabei sind Christian Zimmermann, Richard Taylor, James McKillop und ich. Zum anderen dokumentiert sie die Originalbeiträge (Reden, Statements, Gespräche) der genannten Personen sowie von Prof. Peter J. Whitehouse (Buch *Mythos Alzheimer*).

Demenz Support Stuttgart/Bürgerinstitut Frankfurt/Mabuse-Verlag (Hrsg.): „*Wir wollen mitreden! Menschen mit Demenz treten aus dem Schatten."* Mabuse-Verlag, Frankfurt am Main, 2011.
Christian Zimmermann, Christine Bryden, Richard Taylor und ich berichten am 15. April 2011 in Frankfurt über ihr Leben mit Demenz. Sie erfahren etwas darüber, wie man mit Alzheimer leben kann, wie die Umwelt reagiert und was sich die Redner, allesamt Alzheimer- und Demenzbetroffene, von ihrer Umwelt wünschen und erhoffen.

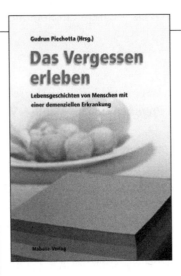

Gudrun Piechotta (Hrsg.)

Das Vergessen erleben
Lebensgeschichten von Menschen
mit einer demenziellen Erkrankung

2. Aufl. 2011, Klappenbroschur
242 Seiten, 19,80 Euro, ISBN 978-3-938304-70-9

Treten Sie doch einmal in die Fußstapfen von Menschen, die einen beginnenden Demenzprozess erleben: Was fühlen Sie, wenn Sie nicht mehr in der Lage sind, Ihrem Hobby nachzugehen oder die alltäglichen Arbeiten zu verrichten? Dieses Buch sammelt Berichte von Menschen in dieser Situation. Indem wir ihnen zuhören, erhöhen wir unsere Sensibilität für die Lebenslage der Betroffenen.

„Ein Buch, das Mut macht, Demenz nicht nur als das schreckliche Ende eines Lebens zu sehen." (Neues Deutschland)

Mabuse-Verlag
Postfach 900647 b · 60446 Frankfurt am Main
Tel.: 069 – 70 79 96-16 · Fax: 069 – 70 41 52
info@mabuse-verlag.de · www.mabuse-verlag.de

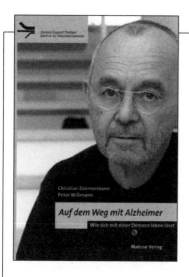

Christian Zimmermann, Peter Wißmann

Auf dem Weg mit Alzheimer
Wie sich mit einer Demenz leben lässt

150 Seiten, 16,90 Euro, ISBN 978-3-940529-90-9

„Gibt es ein gutes Leben mit Alzheimer? – Aber ja!"

Christian Zimmermann weiß, wovon er spricht: Er selbst lebt seit einigen Jahren mit der Diagnose.
Gemeinsam mit Peter Wißmann, Geschäftsführer der Demenz Support Stuttgart, gibt er – als erster Demenzbetroffener überhaupt – in diesem Buch seine Erfahrungen weiter.
Aus der Zusammenarbeit zwischen dem Experten aus eigener Betroffenheit und einem Experten von Berufs wegen ist ein einzigartiges Mutmachbuch entstanden. Es wird vielen Menschen dabei helfen, mit Demenz besser zu leben.

Mabuse-Verlag

Postfach 900647 b · 60446 Frankfurt am Main
Tel.: 069 – 70 79 96-16 · Fax: 069 – 70 41 52
info@mabuse-verlag.de · www.mabuse-verlag.de

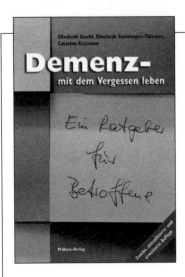

Elisabeth Stechl, Elisabeth Steinhagen-Thiessen,
Catarina Knüvener

Demenz – mit dem Vergessen leben
Ein Ratgeber für Betroffene
2., aktualisierte und erweiterte Auflage
135 Seiten, 15,90 Euro, ISBN 978-3-940529-44-2

Dieser Ratgeber richtet sich an Menschen mit Demenz im Frühstadium, an Angehörige und alle Menschen, die verstehen möchten, wie sich eine demenzielle Erkrankung für die Betroffenen anfühlt.
Das Buch soll Mut machen, sich mit der Krankheit auseinanderzusetzen, sich rechtzeitig helfen zu lassen – und sich selbst zu helfen.

„Der Ratgeber nimmt den Betroffenen ernst, macht Mut und gibt konkrete Hilfestellungen. Auch professionellen Helfern, die Familien mit Demenz beraten und begleiten, kann er eine wertvolle Hilfe sein."

(socialnet)

Mabuse-Verlag
Postfach 900647 b · 60446 Frankfurt am Main
Tel.: 069 – 70 79 96-16 · Fax: 069 – 70 41 52
info@mabuse-verlag.de · www.mabuse-verlag.de